レプリコン騒動
誰も書けない真実
「反ワクチン」運動の功罪

鳥集徹

宝島社新書

はじめに

2024年10月、新型コロナワクチン（以下、コロナワクチン）の定期接種が始まった。それとともに「レプリコン」という言葉を耳にするようになった人が多いのではないだろうか。

レプリコンというのは、明治グループの傘下にある製薬会社Meiji Seikaファルマが販売を開始した「レプリコンワクチン」のことだ（商品名は「コスタイベ筋注用」）。

「自己増幅型mRNAワクチン」とも呼ばれる、これまでにない新しいタイプのワクチンで、開発したのはアメリカのバイオベンチャー企業、アークトゥルス・セラピューティクスだ。

Meiji Seikaファルマは、このワクチンの全世界の権利を持つオーストラリアの

CSL Seqirusと契約を結び、2023年11月に世界で初めての製造販売の承認を日本で取得。そして2024年10月の定期接種から国内での本格的な使用が始まった。

2024年春、このレプリコンワクチンに対して危険性を訴える人たちの反対運動が始まった。その運動は秋の定期接種での使用阻止を求めて活発化していき、やがて「レプリコン騒動」と言わざるを得ないほど過激になっていった。

そしてとうとう運動の主体となった団体の代表ら幹部と、その団体に深く関わった立憲民主党・原口一博衆議院議員に対して、製造販売元のMeiji Seikaファルマが「法的措置をとる」と宣言する事態にまで至ったのである。

Meiji Seikaファルマに対する誹謗中傷や、嫌がらせなどの騒動が起こったこと、原口議員らへの提訴の動きになどついては、新聞、テレビ、ネットニュースで報道されたので、ご存じの読者も多いだろう。

なぜ、ここまでレプリコン騒動が大きくなったのか。それはこのワクチンが接種した人から別の人たちへ「感染する」とされたからだ。この現象は「個体間伝播《でんぱ》」

や「シェディング」と呼ばれている。
レプリコンワクチンの接種が始まれば、打たなかった人にまで被害が広がって、たくさんの人が死んでしまう――そんなふうに恐怖が煽《あお》られたことで、レプリコン反対運動に加わる人が増え、過激化していったのである。

わたし自身もレプリコンワクチンには反対だ。これまでにない「自己増幅」という仕組みをもつ遺伝子製剤であり、接種すれば体内でどのようなことが起こるのか、十分にわかっているわけではないからだ。

長期間にわたって安全性と有効性の検証が尽くされたとは言えず、未知の重篤な健康被害が起こる可能性も否定できない。そのような新規のワクチンを、もはや新型コロナウイルスの流行が緊急と呼べる状況ではないにもかかわらず、実践投入するべきではない。

そもそもわたしは、複数の著作でコロナワクチン（mRNAワクチン）自体の安全性に警鐘を鳴らしてきた。医療機関からの2024年8月4日報告分までの「副反応疑い報告」は3万7555件となり、うち重篤症例は9325件、死亡症例は2262件にも達している。

コロナワクチンによって健康被害を受けたとして患者・遺族が国の「予防接種健康被害救済制度」に申請した件数（進達受理件数）も増え続け、2024年12月26日現在で1万2639件にも及んでいる。

そのなかで、救済が認定された数は8683件、うち死亡事例について認定された数は939件となった。この認定件数は、過去45年24種類すべてのワクチンの約2・5倍であり、死亡事例に限れば約6・2倍にもなる数字だ（上島《かみじま》有加里氏・博士〈臨床薬学〉の資料より）。

コロナワクチンによって、歴史上類を見ない甚大な「薬害」が起こっているのは明白だ。本来なら、接種を即時停止して健康被害の原因を究明するとともに、被害者に謝罪と補償をするべきなのだ。

にもかかわらず、政府・厚生労働省は、薬害をなきものにしようとしている。それどころか、コロナワクチンの定期接種を続け、新しいタイプのワクチンまで国民に使わせようとしているのだ。レプリコンワクチンのみならず、すべてのコロナワクチンに反対するのは当然と言えるだろう。

だが、その一方で、特定の人たちによって巻き起こされたレプリコン反対運動に、わたしは強い違和感を抱いてきた。本当に起こるかどうかわからない「個体間伝播」の恐怖を、これでもかと煽っていたからだ。

それだけではない。レプリコンに反対する人たちは、まだ売上げさえ立っていない Meiji Seika ファルマばかりを攻撃対象とする一方で、「薬害」の当事者であるファイザーやモデルナの責任追及をほとんどしてこなかった。「日本を守る」などと言いながら、世界の製薬業界では決して大きくない国内企業ばかりを責めて、コロナワクチンで大儲けをした世界有数のメガファーマである米国企業には、批判の矛先をほとんど向けなかったのだ。

X（旧 Twitter）等でこうした違和感を口にすると、今度はわたしたちがレプリコンに反対する人たちから攻撃を受けた。個体間伝播のリスクについて懐疑的な意見を述べただけで、「リスク矮小化勢力」や「火消し隊」などと罵《ののし》られた。

レプリコン反対派の表現があまりに過激だったため、「このままではMeiji Seikaファルマから訴えられかねない」と警鐘を鳴らし、その予測が当たっただけなのに、わたしがまるで同社の「回し者」であるかのようにデマを流布されたこともあった。

あらためて表明するが、わたしは明治の役員たちと内通などしていない。ましてや明治側から金銭など一切受け取っていない。レプリコンワクチンに反対を表明しており、この件で明治グループを擁護する気は一切ない。

にもかかわらず、レプリコン反対運動を展開する人たちから、まるでMeiji Seikaファルマとレプリコンワクチンを擁護しているかのように書き立てられたのだ。


同じコロナワクチンに反対する者同士だったはずが、「反レプリコン」が踏み絵のようになってしまい、恐怖を煽ろうとする側と、それを諫《いさ》める側との間で、激しく対立する構図が生まれてしまったのだ。

そして、コロナワクチン反対派の間で、まるで「内ゲバ」のような闘争が起こり、結果として反対運動全体の勢力が削がれてしまったのである。

なぜ、これほどまでにレプリコン反対運動が先鋭化・過激化してしまったのか。それには、コロナワクチンに反対するという以上の、何か別の意図が隠されているのではないか。その真相を探れば探るほど、わたしにはそう思えて仕方ないのだ。

もちろん、レプリコン反対運動に参加した人のほとんどは「打たせてはならない」という、純粋な正義感から加わったのだと思う。その思いはわたしとしても尊重したい。だが、その純粋な思いが利用されてしまった面もあるのではないか。

それだけでなく、打たせまいとするために恐怖ばかりを煽る過激な反対運動は、一般の人からの理解や共感を得られにくい。このままでは、ただでさえ「トンデモ」な「反ワクチン」と色眼鏡で見られがちな、少数派のコロナワクチン反対派がますます社会から孤立してしまう。

今こそコロナワクチン反対運動のあり方を見直すべき時だとわたしは思う。そのためにも、なぜ「騒動」となるまでにレプリコン反対運動が暴走してしまったのか。

その顚末《てんまつ》をわたしなりに書き残しておきたいと考えた。
どうすればコロナワクチンの薬害を世の中に伝え、反対運動に対する理解と共感を広げることができるのか。そして、政府・厚労省、医学医療界、ワクチンメーカー、マスコミ等々に、その責任を認めさせるためには、われわれは何をなすべきなのか。コロナワクチン反対運動を再構築すべき時に来ているとわたしは考える。本書が一人でも多くの人に読まれ、そのきっかけとなることを心から願っている。

2025年1月

鳥集 徹

目次

カバー・帯デザイン／bookwall
本文DTP／一條麻耶子

肩書き、データほか掲載の情報は２０２５年１月上旬時点のものです。

第一章 「レプリコン」とは何か

「個体間伝播」の恐怖

「レプリコンワクチンは接種した人から未接種の人へ　接種した人から他の動物へ伝播する可能性があります」（村上康文・東京理科大学名誉教授）

「レプリコンワクチンによるワクチンウイルスの感染爆発でワクチンパンデミックが起これば日本が封鎖される危機です」（井上正康・大阪市立大学名誉教授）

「増殖へのエンジンを搭載したレプリコンワクチンはこれまでのコロナワクチンを上回る被害者が出るでしょう」（小島勢二・名古屋大学名誉教授）

「レプリコンワクチンは増殖の過程で変異します。人体での機能獲得実験とも言えるものです」（荒川央《ひろし》・分子生物学者／免疫学者、イタリア分子腫瘍学研究所〈ミラノ〉所属）

これらは「反レプリコン運動」を先導してきた「mRNAワクチン中止を求める国民連合」（以下、国民連合と略記）が2024年5月頃にリリースした公式のチラシに記載されているコメントだ。

村上康文氏は薬学博士、荒川央氏は理学博士、井上正康氏と小島勢二氏は医師で医学博士だ。コメントには「最前線に立つ研究者たちのレプリコンワクチンへの警鐘」というタイトルがつけられている。そして、この4人の顔写真の上には、「STOP！ 自己増殖型レプリコンワクチン　次世代型コロナmRNAワクチン世界初！ 2024年秋に接種開始か⁉」

という文字が、大きく目立つように書かれている。さらにその上には、怒ったような顔をした女の子の写真があしらわれ、

「絶対に打っちゃだめ！　打つと周りの大切な人を傷つけちゃうの！」

「今、まさに亡国の危機。共に立ち上がろう！　日本の未来と子どもたちを守るために」

という煽り文句も添えられている。まさに「警鐘」であることが印象付けられるような、赤と黒を基調としたデザインだ。

これを見て、「レプリコンワクチンは危険」と認識した人が多かったのではないだろうか。一方で、「怪しいチラシだ」という印象をもった人もいただろう。

国民連合のホームページに記載されている「配布実績」によると、このチラシ（「ＳＴＯＰ！　レプリコン・ＳＴＯＰ！　ｍＲＮＡ」両面チラシ）は、もう一種のチラシ（「国民連合」片面チラシ）と合わせて、２０２４年10月30日までに２６２万枚が配布されたという。掲載されている配布実績の棒グラフから、その大半が前者の「ＳＴＯＰ！　レプリコン」のチラシであることがわかる。

このチラシに象徴されるとおり、レプリコンワクチンが接種者から非接種者や動物にうつるおそれがある、すなわち「個体間伝播が起こり得る」という情報の大きな発信源となってきたのが、この「国民連合」だった。

そして、冒頭の研究者らの発言が、

「日本がレプリコンワクチンの実験台とされてワクチンパンデミックが起き、大量に人が亡くなって日本が海上封鎖される」

といった具合につなぎ合わされて、X（旧Twitter）やYouTube等のショート動画などSNSで拡散され、恐怖が煽られていった。

ほんとうに「ワクチンパンデミック」や「大量死」、果ては「日本封鎖」まで起こるのなら、レプリコンワクチンの接種を「是が非でも止めなくてはならない」ということになる。

だが一方で、そうした主張は「あまりにもいき過ぎだ」という指摘も、ほかの研究者からあった。

実際、2024年10月からのレプリコンワクチンの接種開始以来、今のところ個体間伝播による健康被害は顕在化しておらず、ワクチンパンデミックの兆候は見られていない。

にもかかわらず、なぜ国民連合はレプリコンワクチンの個体間伝播が広がり、ワクチンパンデミックが起こり得るとまで主張するようになったのか。

それを理解するためには、従来のｍＲＮＡワクチンの仕組みや、その発展形であるレプリコンワクチンの仕組みを理解しておく必要がある。まずはそこから見ていこう。

「mRNAワクチン」の機序

２０２１年２月、国内でコロナワクチンの接種が始まって以来、もっとも使われてきたのが米国ファイザー製の「コミナティ」で、次が同モデルナ製の「スパイクバックス」だった。いずれも「ｍＲＮＡ（メッセンジャー・アール・エヌ・エー）ワクチン」と呼ばれるもので、世界で初めて導入されたタイプだ。

これまでのワクチンは、生きた細菌やウイルスの感染力と毒性を弱めた「生ワクチン」、感染力と毒性を失わせた「不活化ワクチン」、細菌やウイルスを構成するタンパク質の一部を合成してつくった「組換えタンパクワクチン」などが主だった。

これらはすべて、免疫反応を引き起こす物質である「抗原」を、体内に直接投与する仕組みとなっている。この無害化した病原体そのもの、あるいはその一部のタンパク質を抗原として体内に入れることによって、それに対応する「抗体」を免疫細胞につくらせ、感染細胞を破壊する「細胞性免疫」を誘導する。

さらに、抗原の特徴を免疫細胞に記憶させることによって、病原体に襲われたときに免疫システムがすばやく反応して、病原体を排除できるように備えさせる。これが従来のワクチンの基本原理だ。

一方、ｍＲＮＡワクチンは抗原を直接注射するのではなく、細胞やウイルスのタンパク質の設計図（遺伝子）を遺伝物質「ｍＲＮＡ」に書き込み、それを体内に送り込む仕組みとなっている。

このワクチンを注射された人の体内では、ｍＲＮＡがさまざまな部位の細胞に取り込まれていく。そして、リボソームという細胞内の器官で設計図（遺伝子）が読み解かれ、細胞が病原体のタンパク質をつくり出すようになる。そのタンパク質を抗原として抗体をつくり出させるとともに、病原体の特徴を免疫細胞に記憶させるのがｍＲＮＡワクチンの基本原理だ。

ファイザーとモデルナのコロナワクチンには、コロナウイルスの表面に林立するスパイクタンパク質の設計図（遺伝子）がｍＲＮＡにコードされている（筆者注・塩基を配列することを「コードする」と言う）。そして、接種された人の体内では大量のスパイクタンパク質と、それに対応する抗体がつくられるようになる。

ただｍＲＮＡは不安定な物質なので、そのまま体内に入れてもすぐに壊れてしまい、細胞にも取り込まれにくい。そこで、それを解決するために両社のｍＲＮＡワクチンは「ＬＮＰ（脂質ナノ粒子）」という膜に包まれている。これによって、ワクチンのｍＲＮＡが保護されて、効率よく細胞に取り込まれるようになった。

通常、ｍＲＮＡは細胞に取り込まれたとしても、細胞内のセンサーによってすぐに異物と認識されて短期間で壊されてしまう。そこでセンサーに感知されにくいように、両社のワクチンのｍＲＮＡは、それを構成する「塩基」の一部が別の物質に置き換えられている。これを「シュードウリジン化」という。

こうした工夫によって、ｍＲＮＡが壊されずに一定時間維持されて、大量にスパイクタンパク質をつくり出させることができるようになった。これが、ファイザーとモデルナのｍＲＮＡワクチンの特徴だ。

従来型ｍＲＮＡワクチンとの違い

Meiji Seikaファルマのレプリコンワクチンも、ＬＮＰに包まれたｍＲＮＡを使っている。それが細胞内に取り込まれて、大量のスパイクタンパク質をつくり出すという基本原理は、ファイザーとモデルナのｍＲＮＡワクチンと同じだ。

だが、レプリコンワクチンのｍＲＮＡはシュードウリジン化されていない。その代わり、レプリコンワクチンのｍＲＮＡには「レプリカーゼ」というｍＲＮＡの複製酵素をつくる遺伝子が組み込まれている。これが従来のｍＲＮＡワクチンとの大きな違いだ。

このレプリカーゼが働くことによって、細胞内に取り込まれたレプリコンワクチンのｍＲＮＡはスパイクタンパク質を大量につくり出すと同時に、自らを複製してどんどん増えていく。

つまり、レプリコンワクチンのmRNAは、細胞のセンサーに見つかって壊されていくが、それがすぐには追いつかないくらいのスピードでコピーされて増えていくのだ。

そのおかげでmRNAの量が一定期間維持されて、スパイクタンパク質を大量につくり出すことができる。それが、従来のmRNAワクチンとの大きな違いだ。

実際、Meiji Seikaファルマが公表している治験（国の承認を得るために実施される臨床試験）のデータを見ると、ファイザーのコミナティと比べて、Meiji Seikaファルマのコスタイベの投与量は6分の1（コミナティ30μg《マイクログラム》に対してコスタイベ5μg）なのに、中和抗体価はコミナティのおよそ2倍まで上昇している。これにより抗体の持続期間、つまり効果が続く期間も従来に比べ長いと推測されている。

Meiji Seikaファルマの小林大吉郎代表取締役社長も2024年9月25日の記者会見でコスタイベについて、「従来より投与量が6分の1から10分の1と少量で済み、効果が長続きする。年1回の定期接種にはふさわしいと考えている」と語っている（日本経済新聞「明治HD系の新型コロナワクチン『少量で効果持続』」20

24年9月25日)。

これが、従来のｍＲＮＡワクチンと比べたレプリコンワクチンの最大の「売り」なのだ。

「個体間伝播があり得る」と主張する根拠

このような特徴をもつレプリコンワクチンが、なぜ「個体間伝播するおそれがある」と言われるようになったのか。

その理論的な裏付けを与えてきた主要な一人が、東京理科大学名誉教授で薬学博士の村上康文氏だ。なぜ村上氏は「レプリコンワクチンは個体間伝播の可能性がある」と言うのだろうか。2024年5月10日、村上氏は次のような文章から始まる連続投稿をXにしている。

「レプリコンワクチンではｍＲＮＡワクチン共通の問題に加えて細胞から細胞への伝播、個体から個体への伝播が起きることが重大な件とされています。この問題について論文のデータから説明」

そして、翌11日にも補足の投稿をしている。このXでの一連の説明と、国民連合のホームページにアップロードされている村上氏出演の動画やスライドなどを元に、わたしなりに村上氏の見解を概説してみたい。

村上氏らが「個体間伝播があり得る」と主張する重要な根拠となっているのが、レプリコンワクチンのmRNAが「エクソソーム」に包まれて、細胞外に出てくる可能性があることだ。

エクソソームとは細胞から放出される小さな粒子のことで、日本語では「細胞外小胞体」などと呼ばれている。脂質膜に包まれた袋状の構造をしており、その中には酵素などのタンパク質や脂質、DNAの一部、短いRNA（マイクロRNA）などが含まれている。

その役割はまだ詳しく解明されていないが、体内を循環してほかの細胞に取り込まれることから、細胞間の情報伝達を担っていると考えられている。また、がんの転移などにも関係していることから、がん検診やがん治療への応用が研究されているほか、細胞に取り込まれる性質を利用して、再生医療などにも役立つのではないかと考えられ、近年注目されている。

そのエクソソームに、細胞内で増殖したレプリコンワクチンのｍＲＮＡが取り込まれて細胞間で伝播するだけでなく、ほかのヒトや動物にも伝播するのではないかというのが村上氏らの主張だ。なぜそのようなことが起こり得るのか。

レプリコンワクチンのｍＲＮＡはスパイクタンパク質の遺伝子に、ＲＮＡそのものを増幅する酵素であるレプリカーゼの遺伝子を連結させた構造になっている。ｍＲＮＡは、このレプリカーゼによって増幅するが、村上氏によるとそれを止める「ブレーキ」がない。そのために、スパイクタンパク質とともにｍＲＮＡが大量に産生されて、エクソソームに入り込んでしまうというのが村上氏の説明だ。

そしてそれが、細胞と細胞の間で伝播するというのだ。その裏付けとして村上氏が示していたのが、およそ30年前に『セル』という学術誌に掲載された実験の論文だ（MM Rolls, P Webster, N H Balba, J K Rose. Novel infectious particles generated by expression of the vesicular stomatitis virus glycoprotein from a self-replicating RNA. Cell. 1994 79(3):497-506.）。

この論文の実験では、アルファウイルスの一種である「セムリキ森林ウイルス（SFV）」のレプリカーゼ遺伝子に、「水疱性口内炎ウイルス（VSV）」のGタンパク質（VSV－G）の遺伝子を結合させた「RNAレプリコン」が使用された。

このRNAレプリコンが、レプリコンワクチン（コスタイベ）の構造と、きわめて似通っているという。コスタイベは、アルファウイルスの一種である「ベネズエラウマ脳炎ウイルス（VEEV）」のレプリカーゼ遺伝子に、スパイクタンパク質の遺伝子を結合させた構造となっている。

このRNAレプリコンを組織培養細胞に導入して、VSV－Gの抗体で免疫染色してみたところ、最初は導入された細胞のみが免疫染色によって光ったが、時間の経過とともに光る細胞が増えていくことが確認できた。これは、導入されたRNAレプリコンが周囲の細胞に伝わり、伝播先の細胞内でGタンパク質が産生されたことを意味する。

さらに細胞から採取された上澄み液を調べたところ、感染性のウイルス様粒子が含まれていた。そしてそれを細胞に感染させて、ウイルス様粒子を継代する（引き継いで維持していく）こともできた。

このウイルス様粒子は、セムリキ森林ウイルスや水疱性口内炎ウイルスより小さく、Gタンパク質をもつこともわかったという。

この実験結果から論文は、「感染性粒子は、VSV－Gタンパク質とRNAレプリコンを含む小胞の出芽によって生成されたようだ」と書いている。

つまり、上澄み液に含まれていたウイルス様粒子が培養細胞から出てきた小胞だと推測されるというのだ。

このことから村上氏は、レプリコンワクチンでも同じ現象が起こり得ると主張する。すなわち、レプリコンワクチンのmRNAを含むエクソソームが細胞から放出されて、細胞間伝播を起こすというのだ。

しかも上記の実験によると、ウイルス様粒子にはGタンパク質が含まれていた。このGタンパク質は新型コロナウイルスのスパイクタンパク質と同様にウイルスやウイルス様粒子の表面に林立し、細胞の表面に結合して、ウイルスやウイルス様粒子を細胞内に侵入させる役割を果たす。

これと同じように、レプリコンワクチンのRNAを包むエクソソームにスパイクタンパク質が含まれていた場合には、それがエクソソームの膜上に林立すると考えられるという。なぜなら、スパイクタンパク質は膜上に並ぶ性質があるからだ。

つまり、レプリコンワクチンのmRNAを内包するとともに、スパイクタンパク質を膜表面に林立させた、新型コロナウイルスとそっくりな粒子が、レプリコンワクチンの接種者の細胞から出てくる可能性があるというのだ。

実際、村上氏が説明のために使用しているスライドには、レプリコンワクチンのmRNAを含むエクソソームの膜上に、スパイクタンパク質が林立している模式図（レプリコン接種者から放出されるウイルス様粒子の模式図）が使われている（参政党チャンネル「レプリコンワ○チンの問題点は？　安全性について免疫学専門家が解説！　村上康文【赤坂ニュース170】参政党」2024年9月21日）。

エクソソーム自体、細胞に取り込まれやすい性質をもっているうえに、スパイクタンパク質まで林立していれば、ほかのヒトや哺乳類により感染しやすくなる。

しかも村上氏によれば、２０２４年10月からの定期接種で使用されるレプリコンワクチンのスパイクタンパク質は、当初の武漢型ウイルスに比べると細胞の受容体（ＡＣＥ２受容体）への結合力が60倍も上がっているという。

レプリコンワクチンの接種によって本当に村上氏が主張するようなウイルス様粒子が生まれ、接種者から排出されたとしたら、ヒトや哺乳類に感染が拡大してしまうという話も、現実味を帯びてくる。

国民連合のチラシにあった「レプリコンワクチンは接種した人から未接種の人へ接種した人から他の動物へ伝播する可能性があります」という村上氏のコメントも、大げさなものではないということになる。

「未知のウイルス」誕生の可能性も指摘

もう一つ懸念されているのが、レプリコンワクチンのｍＲＮＡが変異したり、ほかのウイルスの遺伝子と組換えが起こったりして、未知のウイルスが生まれてしまう可能性だ。これについては、国民連合のもう一人の理論的支柱である荒川央氏が強く主張している。

荒川氏は配信サイト「note」に「レプリコンワクチン（自己増殖型ｍＲＮＡワクチン）が危険な理由」と題する記事を【前編】【中編】【後編】の３回に分けて公表している（２０２４年７月29日、８月５日、８月12日）。

また同年10月14日には、「レプリコンワクチンは野生のウイルスとの組換えを起こし得る：Molecular Therapyに掲載された論文から」という記事も公表している。これらの記事から荒川氏の主張をわたしなりに概説してみる。

まず、レプリコンワクチン特有の問題として荒川氏が挙げるのが、ｍＲＮＡが増えながら変異していく可能性だ。ｍＲＮＡは複製時のエラーにより変異しやすく、ＤＮＡと違って修正機能がない。

しかも、レプリコンワクチンのレプリカーゼ遺伝子は、アルファウイルスに属するベネズエラウマ脳炎ウイルスに由来している。アルファウイルス属は変異率が高いため、レプリコンワクチンのｍＲＮＡも変異しやすいと荒川氏は指摘する。

またアルファウイルスは変異率が高く、失敗ウイルスができやすい。そのため、正しいウイルスをつくり直そうとして、変異したゲノム同士をつなぎ合わせる遺伝子組換えも起こりやすいと荒川氏は言う。

さらに、進化においては増えやすいものが競争に勝ち残っていく。それゆえレプリコンワクチンのｍＲＮＡの変異も、接種者の体内で「増殖しやすさ、免疫からの逃れやすさ、感染しやすさが強化されていくだろう」と指摘する。

これにとどまらず、もしレプリコンワクチンのｍＲＮＡがアルファウイルスと出会うと、ウイルスのＲＮＡと遺伝子組換えを起こして本来もっていなかったウイルスの「殻」を獲得し、完全体の新ウイルスが誕生するおそれもあると荒川氏は言う。

現実にそのようなことが起こり得るのだろうか。その実験を行ったオランダとオーストラリアの研究グループによる論文を、荒川氏が紹介している（TAH Hick, et al. Safety concern of recombination between self-amplifying mRNA vaccines and viruses is mitigated in vivo. 2024 Molecular Therapy 32 (8):2519-2534）。

この論文の研究も、まさにレプリコンワクチンとアルファウイルスとの間で遺伝子組換えが起こるかどうかを検証したものだ。実験は、ウイルスに似た構造をもつ「ウイルス様粒子」に封入したレプリコンワクチンを培養細胞（Ｖｅｒｏ細胞）に導入し、さらに野生型アルファウイルスを感染させた。

その結果、レプリコンワクチンとアルファウイルスを同時に接種した場合には、感染細胞がつくり出すウイルスの量は抑えられたが、アルファウイルスを先に感染させて、後にレプリコンワクチンを取り込ませた場合には、ウイルスの産生量は低下しなかった。

これは、レプリコンワクチンがアルファウイルスの重複感染を、完全には排除できないことを意味すると荒川氏は言う。

そして、重複感染した培養細胞の上澄み液から、ウイルス様粒子に封入されたレプリコンワクチンが検出された。これは野生型アルファウイルスが供給したウイルス構造タンパク質によって、レプリコンワクチンがウイルス様粒子に取り込まれたことを意味する。そして、このウイルス様粒子はウイルスと同様に感染性をもったという。

また同研究グループは9種類のアルファウイルスを使って、レプリコンワクチンのmRNAを取り込んだ「キメラウイルス」ができるかどうかを調べた。その結果、「ゲタウイルス」で遺伝子組換えが起こり、キメラウイルスができていることが確認された。

そのキメラウイルスを培養細胞に感染させたところ、カニクイザル細胞だけでなく、ヒト細胞やネッタイシマカ細胞でも増殖させることができた。この内容を荒川氏が詳細に検討したところ、組換えRNA同士には相同性はなかったという。これは、レプリコンワクチンが潜在的に、どのウイルスや細胞のRNAとも遺伝子組換えを起こす可能性を示していると荒川氏は言う。

こうしたことから荒川氏は「レプリコンワクチンが野生型アルファウイルスと組換えを起こして新規キメラウイルスが生成される可能性が否定できない」としている。

また、きわめて低い確率だが、同じ細胞にレプリコンワクチンとアルファウイルスが同時に入った場合には、レプリコンワクチンのmRNAがウイルス粒子内に取り込まれる可能性がある。そうなるとエクソソーム以上に感染性と伝播性が高くなるため、他者に感染する懸念をより払拭できなくなると荒川氏は警告する。

このように、レプリコンワクチンがアルファウイルスと同時に感染することによって、新たなウイルスが生まれるおそれや、アルファウイルスを介してレプリコンワクチンが伝播していくおそれがあるというのだ。

ただし、同じ実験を生きたマウスで行ったところ、感染性をもつキメラウイルスは検出されなかった。また、レプリコンワクチンのスパイクタンパク質と豚コロナウイルスの組換えも観察されなかった。

実際、この論文のタイトルは「自己増幅型mRNAワクチンとウイルスの組換えに関する安全性の懸念は、生体内では緩和される」となっている。

つまり、試験管やシャーレ上での細胞実験では、レプリコンワクチンとアルファウイルスの遺伝子組換えや、ウイルス様粒子の生成は観察されたが、実際の生体内でそのようなことが起こるかどうかは、今のところ不明なのだ。その点には注意が必要だろう。

いずれにせよ、村上氏が主張するとおり、レプリコンワクチンがエクソソームやウイルス様粒子を介して細胞と細胞の間で伝播する可能性があることは、論文にあるとおり実験でも示されており、否定することはできない。

また荒川氏が指摘するように、レプリコンワクチンのmＲＮＡが変異をして感染しやすくなる可能性や、アルファウイルスと出会って組換えを起こし、新たなウイルスが生まれる可能性もゼロではないだろう。

村上氏や荒川氏が主張していることは理論的にあり得ることであり、警鐘を鳴らすことは合理的だとわたしも思う。このような懸念が払拭されないまま、レプリコンワクチンが承認され、使われようとしていたことに研究者として危惧を表明することは誰しも理解できることだ。

「非接種者がワクチンに感染する」と断言

ただし、村上氏と荒川氏の見解は、あくまで「理論的にあり得る」という話であり、実際にレプリコンワクチン（コスタイベ）を接種した生体内で「細胞間伝播」

が確認されているわけではない。また、ヒトからヒト、ヒトから動物のような「個体間伝播」が起こることが実証されているわけではない。その点には、留意が必要だと言える。

にもかかわらず、「個体間伝播」があたかも「既成事実」であるかのように、国民連合によって広められていった。そこにわたしは大きな問題があったと考えている。

たとえば、国民連合のホームページにある「レプリコンワクチンの危険性」と題されたページでは、レプリコンワクチンには「4つのリスク」があると説明されており、解説動画もアップされている。以下、少し長いが引用する（以下、原文ママ）。

【リスク1】スパイクタンパクに晒される

従来のコロナワクチンではスパイクタンパクが原因とされる被害が報告されており、レプリコンワクチンでもこの点は懸念されます。

たしかに従来ワクチンよりは投与量が少ないですが、体内に入るとどんどん複製するのがレプリコンワクチンです。複製そのものを止める「ブレーキ機能」もないため、人によっては産生されるスパイクタンパクによって健康に支障をきたしかねないことが懸念されています。

【リスク2】変異が起きやすい

レプリコンワクチンの特徴である複製遺伝子の部分というのは「ベネズエラウマ脳炎ウイルス（VEEV）」のレプリカーゼという、ゲノムの複製に関わる酵素が含まれています。

このベネズエラウマ脳炎ウイルスというのは、コロナと同じRNAウイルスなので変異率が高いです。さらにアルファウイルスにも属するため、組み替え率も高いのが特徴です。もし正常に複製されない場合、どんな変異が起こるのかは専門家でも予測できません。

【リスク3】非接種者がワクチンに感染する

ファイザーやモデルナのワクチンでは、非接種者にシェディング（伝播／曝露）被害が起きていますす。ワクチンを打っていないのに、ワクチン後遺症のような症状が出てしまうのです。レプリコンワクチンは従来ワクチン以上にスパイクタンパクを量産する設計になのでシェディングの被害がより一層懸念されます。

【リスク4】ウイルスが進化する

レプリコンワクチンは変異率が高く組み替え率も高いため、変異を繰り返した結果どのようなウイルスになるのか皆目検討がつきません。例えば癌のウイルスに進化する可能性も否定はできないのです。つまりレプリコン接種者が新型のウイルス製造機になりかねないのです。

このなかの【リスク3】の見出しに注目してほしい。その解説文では、「シェディング（筆者注・個体間伝播のこと）の被害がより一層懸念されます」と、あくまで可能性であることを示唆する表現となっている。だが見出しでは、「非接種者がワクチンに感染する」と断言してしまっている。

同じように、冒頭で示した国民連合の「STOP！レプリコン・STOP！mRNAワクチン」の両面チラシでも、女の子の写真の横に「絶対に打っちゃだめ！

打つと周りの大切な人を傷つけちゃうの！」と、個体間伝播があることを前提とした文言が書かれている。

さらにチラシの下のほうでも、従来のｍＲＮＡワクチンとの違いとして、「接種した人で増殖したｍＲＮＡが人や他の動物へ感染する危険性！」という説明がされており、それに添えて、接種した人のなかでレプリコンワクチンのｍＲＮＡが増殖し、それがたくさんのヒトや動物に感染していく様子を示すイラストが描かれている。

これらの説明やイラストを見れば、やはり多くの人が「レプリコンワクチンはヒトからヒトへうつっていく」という強い印象をもつのではないだろうか。

「機能獲得実験」「バイオハザード」

チラシに加えて国民連合は、幹部の研究者や医師たちによる「レプリコンワクチン断固反対！」と題する一連のショート動画をアップし、それをＸなどのＳＮＳで拡散した。そのなかで村上氏は次のように語っている。

レプリコンワクチンというものですが、わたしは決して実用化をしてはいけないと思います。安全性がほとんど評価されていませんし、ヒトからヒトへ伝播する可能性も含めて、いろいろ実験されていないことが多すぎます。

一方で従来型のｍＲＮＡワクチンも失敗していますので、同じようなその仕組みのレプリコンワクチンというふうなものは、世に出してはいけないと思います。

このなかで村上氏は、「ヒトからヒトへ伝播する可能性も含めて、いろいろ実験されていないことが多すぎます」と主張している。これに関しては、まさしくそのとおりだろう。理論だけでなく、実験でも細胞間伝播や遺伝子組換えが起こり得ることが示されている以上、個体間伝播についてもリスクがないかどうか十分に検証するべきという主張は、きわめて真っ当だと言える。

ただその一方、荒川氏は同じシリーズの動画のなかで、より踏み込んだ発言をしていた。

レプリコンワクチンは増殖の過程で変異します。レプリコンワクチンとエクソソームの組み合わせはウイルスのようなもので、細胞から細胞へ、ヒトからヒトへ、ワクチンが感染できる作用機序があります。ワクチン非接種者も免れません。

レプリコンワクチンは人体を利用しての機能獲得実験とも言えるものです。最悪のケースとしては日本を感染性遺伝子製剤で汚染するバイオハザードが想定されます。レプリコンワクチンは歴史に刻まれる愚行と言っていいでしょう。私はレプリコンワクチンに反対です。


これを読めばわかるとおり、荒川氏はレプリコンワクチンのｍＲＮＡが変異すること、それがウイルスのように細胞間、そして個体間で伝播し得ること、それによって非接種者も被害を受け得ることを、あたかも既成事実であるかのように語ってしまっているのだ。

さらに「機能獲得実験」や「バイオハザード」といった、看過できない強い表現で危険性を訴えていた。こうした表現は、第五章で書く「名誉棄損」の問題とも関わってくる可能性がある。

いずれにせよ、レプリコンワクチンをめぐる村上氏、荒川氏の見解は、国民連合をはじめとする団体や反ワクチンの人たちに大きな影響を与え、ネットやチラシ、街宣、デモなどを通じて、さまざまな表現で拡散されていった。

それが、レプリコンワクチンが「個体間伝播する」という強い印象を人々に与え、過剰な恐怖と不安を煽ることになった。そして過激な運動を呼び起こす「発信源」となっていったのだ。

しかし、同じｍＲＮＡワクチン（およびコロナワクチン）に反対する専門家のなかには、村上氏や荒川氏の見解に疑義を呈する研究者もいた。個体間伝播が起こり、バイオハザードのような恐ろしいことが発生するというのは、ウイルス学や免疫学の常識からするときわめて考えにくいというのだ。なぜそのように言えるのか。次章では村上氏、荒川氏の見解に対して起こった疑義について概説する。

第二章　「個体間伝播」をめぐる対立

宮沢孝幸氏が「個体間伝播」を疑問視する理由

レプリコンワクチンが個体間伝播するおそれがあるという村上康文氏らの見解に対して、いち早く疑問の声を上げたのがウイルス学者で、現・一般社団法人京都生命科学研究所代表理事の宮沢孝幸氏（元京都大学医生物学研究所准教授）だった。

宮沢氏のXのプロフィール欄には、「レプリコンを含むｍＲＮＡワクチン全般に反対」と書かれている。にもかかわらず、なぜ宮沢氏は村上氏らが主張する「個体間伝播」を疑問視したのか。

わたしが行った宮沢氏へのインタビューや、これまで宮沢氏がXやYouTube動画にアップした解説をもとに、わたしなりに概説してみたい。

宮沢氏が第一に指摘するのが、レプリコンのｍＲＮＡがエクソソームに包まれるとしても、その効率は非常に低いのではないかという点だ。

そもそもウイルスのＲＮＡには「パッケージング・シグナル」という配列が含まれている。パッケージングとはその名のとおり、「包み込む」という意味だ。

ウイルスは細胞に侵入すると、細胞内で自身のＲＮＡをコピーして増やすとともに、ウイルスを構成するのに必要なタンパク質をつくり出す。

新型コロナウイルスの場合、それを構成するタンパク質には、膜表面に林立する「スパイクタンパク質（Ｓタンパク質）」のほかに、エンベロープ膜に存在する「膜タンパク質（Ｍタンパク質）」や「エンベロープタンパク質（Ｅタンパク質）」、ＲＮＡと結合する「ヌクレオカプシドタンパク質（Ｎタンパク質）」がある。

細胞内に侵入したウイルスのＲＮＡによってこれらのタンパク質がつくられると、新たなウイルスが組み立てられていき、そのなかにコピーされたＲＮＡが包み込まれていく。そして、多数の新たなウイルスが生み出されて細胞外に飛び出していく。

このプロセスに必要なのが、ウイルスのＲＮＡにあるパッケージング・シグナル

（パッケージング配列）だ。この配列にNタンパク質が結合することによって、RNAがウイルス粒子に包み込まれていき、感染性をもつ新型コロナウイルスができあがる。

実はレプリコンワクチンのmRNAにも、ベネズエラウマ脳炎ウイルス（VEEV）のパッケージング・シグナル配列が一部残っている。だが、VEEVのウイルス粒子を構成するタンパク質をつくり出す遺伝子がないため、当然のことながら本物のウイルスが生み出されることはない。

また、レプリコンワクチンのmRNAには、コピーされたmRNAをエクソソームに包み込むよう指令する配列もない。したがってmRNAがエクソソームに包み込まれたとしても、「偶発的」ということになる。

それゆえ、たまたまmRNAを包み込んだエクソソームが生まれたとしても、それが多量に産生されることはないだろうというのが、宮沢氏の見解だ。

とはいえ、レプリコンワクチンのmRNAが大量に増殖すれば、エクソソームに入る確率は上がる。これについて村上氏は、レプリコンワクチンにはmRNAの増殖を止める「ブレーキがない」と表現していた。

しかし宮沢氏は、シュードウリジンのないレプリコンワクチンのｍＲＮＡはすぐに異物と認識されて、次々に分解されていくはずだという。そして、ｍＲＮＡの増殖と分解のせめぎ合いとなり、いずれ消滅するというのが宮沢氏の見解だ。

またｍＲＮＡが増殖し続けて、大量にスパイクタンパク質をつくり続けたとしても、その細胞はいずれ死んでしまうと宮沢氏は指摘する。異種タンパクが大量に産生されるのは生体にとって不都合なので、細胞がアポトーシス（自死）するか免疫によって殺されるからだ。

このようにして、レプリコンワクチンのｍＲＮＡの増殖はいずれ止まることになる。それゆえ、ｍＲＮＡがエクソソームに包まれる効率が、ウイルスのＲＮＡがウイルス粒子に取り込まれる程度にまで高まることはないだろうというのが宮沢氏の考えなのだ。

とはいえ、レプリコンワクチンのｍＲＮＡがエクソソームに包まれる可能性はゼロではない。そして、そのエクソソームがほかの細胞に侵入し、さらに次の細胞へと、体内で広がっていく可能性も完全には否定できない。

これについては、宮沢氏もあり得ることを認めている。村上氏が示した論文だけでなく、日本脳炎ウイルスとデングウイルスから作成したウイルス粒子をもたないレプリコンRNAが、細胞外小胞を介して細胞間で伝播したという独協医科大学のグループによる実験結果も新たに出てきたからだ（T.Ishikawa, et al. Dissemination of the flavivirus subgenomic replicon genome and viral proteins by extracellular vesicles, viruses 2024, 16(4), 524）。

ただしこれも、村上氏や荒川氏が示した論文と同じように、培養細胞を使った実験だ。このような特殊な環境のなかでは、こうした細胞間伝播は起こり得る。だが、これと同じことが「個体間」で起こるかというと、難しいのではないかというのが宮沢氏の考えだ。なぜなら実際のウイルスを使った場合でも、細胞間の実験では感染するが、個体間では感染が成立しないことが多いからだ。

たとえば、ネコの白血病ウイルスは、細胞実験ではイヌの細胞やヒトの細胞に感染して増えていく。しかし、実際の生きているイヌに実験感染させても白血病ウイルスは増えない。

この例のように、本物のウイルスでも難しいのだから、ましてやウイルスを構成するタンパク質をもたないレプリコンRNAが個体間伝播を起こすのは、さらにハードルが高いということになる。

微量のエクソソームでは人に感染することはあり得ない

さらに次のようなハードルもある。レプリコンワクチンのエクソソームが、接種者の体内から感染が成立するほど大量に排出されることがあり得るか、という問題だ。

実際のウイルスでも感染が成立するには、大量の粒子が必要となる。たとえば新型コロナウイルスの場合、数千個程度のウイルス粒子が粘膜に付着する必要があると言われている。

さすがに、レプリコンワクチンを接種した人からそれに匹敵する量のエクソソームが排出されることはなく、エクソソーム粒子がウイルス粒子並みに細胞に取り込まれることはないのでは、というのが宮沢氏の見解だ。

たとえ少量でもエクソソームを浴びれば感染が成立するのではないかという反論もあり得る。しかし、レプリコンワクチンの実験では、ある一定以下に接種量が減ると、スパイクタンパク質の抗体が産生されなくなった。

つまり、レプリコンワクチンを注射で直接体内に入れた場合でも、一定以上の量がなければ免疫を誘導するまでもなく、感染は成立しないのだ。それゆえ少量のエクソソームが粘膜についたくらいで、感染を恐れる必要はないと宮沢氏は言う。

それに、仮にレプリコンワクチンのｍＲＮＡがエクソソームを介して他者に感染するとなると、ありとあらゆるウイルスがエクソソームのみで感染できることになる。エクソソームには特異性がないので、ヒトのウイルスだけでなく動物のウイルスや植物のウイルスまでエクソソームによって感染することになる。だが、そのような現象はこれまで観察されていないと宮沢氏は指摘する。

そもそも、ウイルスがヒトや動物、植物といった宿主に感染できるのは、エンベロープタンパク質やヌクレオカプシドタンパク質といった構造タンパク質をもっているからだ。宿主に感染するために、こうした構造を進化させていったと言ってもいい。

これについては東京理科大学教授（免疫学）の新田剛氏が論文を示して指摘している（Ya-Nan Zhang et al. Infectious Chikungunya Virus (CHIKV) with a Complete Capsid Deletion: a New Approach for a CHIKV Vaccine. J Virol. 2019 Jul 17;93(15):e00504-19.）。

この研究では、チクングニアという高熱、頭痛、発疹、筋肉痛、関節痛を引き起こすウイルスの弱毒生ワクチンをつくるために、カプシドタンパク質の遺伝子を欠損させたウイルスを作成し、それでも感染性があるかどうかを実験して調べた。

その結果、カプシドタンパク質を欠損させたウイルスでも、培養細胞を使った実験で感染性があることが確認できたという。

ただし、カプシドタンパク質なしのウイルスの感染力は、1000分の1に低下していた。さらに、ウイルスに感受性が高くなったマウス（インターフェロンという抗ウイルス活性を発揮するタンパクをコードした遺伝子が働かないようにノックアウトしたマウス）を使った実験も行われた。

このマウスにカプシドタンパク質ありのウイルスを感染させると100％死亡したが、その1000倍量のカプシドタンパク質なしのウイルスを感染させても1匹も死なず、ウイルスの増殖もみられなかった。

このことから新田氏も、「レプリコンRNAを包んだエクソソームが出たとしても、ウイルスのような感染力をもつとは考えにくい。考えられないとすら思っています」と発言している（「新型コロナワクチン接種とワクチン後遺症を考える議員連盟」2024年9月4日「ニコニコ動画」）。

新型コロナウイルス自体も、ヒトの細胞のACE受容体に接合するスパイクタンパク質など、細胞に侵入するための仕組みを複数もっている。その新型コロナでさえ感染したとしても、多くの人がいずれ重症化することなく治ってしまう。

万が一レプリコンワクチンのmRNAを包んだエクソソームが飛んできたとしても、感染することはきわめて考えにくく、ましてや次々に人々が倒れていき、日本が滅亡するようなことは起こらないはずだと新田氏は言う。

豊富な専門知識を持つだけでなく、自らの手でウイルスや免疫の実験も行ってきた人たちだけに、宮沢氏と新田氏の見解にも説得力がある。

健康被害の可能性は「不明」としか言えない

レプリコンワクチンのｍＲＮＡがエクソソームに包まれて大量に放出され、本物のウイルスのような感染性や毒性を獲得するのではないかという心配は杞憂ではないだろうか。

もちろん荒川氏が指摘するように、レプリコンワクチンがほかのアルファウイルス、とくにベネズエラウマ脳炎ウイルスと出会った場合には、遺伝子組換えを起こして構造タンパク質を獲得し、レプリコンワクチンのｍＲＮＡを含んだ新たなウイルスが生まれる可能性もあり得る。

ベネズエラウマ脳炎ウイルスは、ウイルスを保有する蚊に刺されることによって、ヒトに感染する。ほとんどは発熱、頭痛、筋肉痛などインフルエンザ様の症状で治癒するが、1～3％に脳炎が発症する。そして、脳炎を発症した場合には10～20％

が死亡するとされる。

このように侮れないウイルスではあるが、流行の中心地はベネズエラやコロンビアなど中南米で、一部フロリダやテキサスなど北米に分布しているだけだ。これまで日本国内では患者の発生は報告されていない。

たまたまレプリコンワクチンを接種した人が一定期間内に中南米に滞在して、ウイルスを媒介する蚊に刺され、ベネズエラウマ脳炎ウイルスに感染して、偶然にもレプリコンワクチンとウイルスが同じ細胞に入った場合には、組換えを起こす可能性があるかもしれない。

だが、日本国内にいる限り、ベネズエラウマ脳炎ウイルスや、それと近縁のウイルスに感染することはまずないだろう。

それに、ウイルスの遺伝子変異や組換え自体が頻繁に起こっていることであり、レプリコンワクチンのことを心配するくらいなら、そうやって発生してくる新興ウイルスのほうをもっと心配するべきだと宮沢氏は指摘する。

このように、レプリコンワクチンによって個体間伝播が起こり、健康被害が広がるかどうかは、今のところ「不明」というほかない状況なのだ。

「細胞や動物の実験」と「ヒト対象の臨床試験」は完全に別モノ

たしかに村上氏や荒川氏が指摘するように、細胞間伝播や近縁ウイルスとの組換え、ウイルス様粒子の獲得といったリスクがあり得ることは、完全には否定できない。だが今のところわかっているのは、それが「試験管あるいは培養皿」という特殊な環境では「起こり得る」ということだ。

一般に生物医学系の研究では、細胞実験（in vitro）や動物実験（in vivo）などの特殊な環境で起こることが、必ずしも実際に生きているヒトの中で起こるとは限らないというのが常識だ。

新たな医薬品を開発する場合でも、必ず健康な人や実際の患者などを対象にした臨床試験が行われ、候補物質を投与して細胞実験や動物実験で起きたのと同じような結果が得られるかどうかが検証される。

その結果、同じような効果が得られない、あるいは安全でないことがわかり、製造販売の許可が得られずに消えていく候補物質は多い。実際に3段階の治験（国から製造販売の承認を得る目的で行われる臨床試験）を突破し、医薬品として成功する候補物質は3万分の1程度と言われている。

つまり、ここで言いたいのは、それくらい細胞実験や動物実験で起こることが、そのまま実際のヒトに当てはまるとは限らないということだ。

したがってレプリコンワクチンについても、細胞実験や動物実験で細胞間伝播や遺伝子変異、遺伝子組換えが起こったとしても、それが実際のヒトの生体内で起こるとは限らないのだ。ましてや個体間伝播が起こるかどうかもわからない。

Xなどで、もっともらしく「個体間伝播は起こるに決まっている」と断言する人がいるが、たとえ研究者やインフルエンサーであったとしても、そのような人物ほど信用するべきではないのだ。

実験で確認できたのは「細胞間伝播」

もう一つ指摘しなければならないことは、細胞実験で起こったと示されているのは「細胞間伝播」であって「個体間伝播」ではないということだ。共通した遺伝子をもつ細胞から細胞への伝播はあり得たとしても、ヒトからヒトや、あるいはヒトから動物へという個体間伝播となると、それ以上にハードルが高くなる。

接種者からエクソソームが排出されたとしても、ほかの人の皮膚や免疫のバリアは突破できないかもしれない。したがって「細胞間伝播」だけでなく、「個体間伝播」も起こり得ると科学的に証明するには、実験を行うしかないのだ。

具体的にはレプリコンワクチンを接種したマウスと非接種のマウスを密閉した空間で飼い、一定期間後に非接種のマウスにもレプリコンワクチンのmRNAから由来したスパイクタンパク質の抗体が検出できるかどうかを調べる方法が考えられる。

さらには動物だけでなく、ヒトでも同じことが起こり得るかを検証する必要があるだろう。「健康を害する危険性があるのに、非倫理的だ」と非難されるかもしれないが、すでに実際のヒトを対象としたレプリコンワクチンの治験は実施されている。

宮沢氏や新田氏も、「個体間伝播があり得るというなら、その説を唱える研究者が実験をするべきだ」と主張してきた。もしマウスの実験で個体間伝播があることが証明できたなら、現実世界のヒトとヒトの間でも個体間伝播が起こり得る可能性が出てくるだろう。

一方、そうした指摘に対して村上氏は後述するとおり、「個体間伝播のリスクがあり得る以上、そのリスクがないかどうかを検証して、安全だと示す挙証責任は製薬会社側にある」と主張してきた。

たしかに、個体間伝播のリスクがない証明を製薬会社に求めることが間違いとは言い切れない。ただ、「個体間伝播の危険性がある」と言い出したのは、村上氏や荒川氏であることも事実だ。

村上氏は動画で「実験をする人を募集しても（筆者注・研究者自身に個体間伝播する危険性があるため）現れないのではないか」「レプリコンワクチンはP3、P4というハイレベルの実験施設でないと扱えない」などと語っている（我那覇真子《がなはまさこ》チャンネル「5／4【生配信】〝ワクチンに感染する?!〟レプリコンワクチンって何？『mRNAワクチン中止を求める国民連合』発足インタビュー①村上康文先生×後

藤均先生」rumble 2024年5月4日)。

だが、前述したとおりレプリコンRNAを使った実験は、いくつも行われており、レプリコンワクチンそのものを使ってヒトを対象とした治験すら行われている。

そのような事実があるなかで、「やりたがる研究者はいない」という主張は通りにくい。製薬会社ばかりに証明を押し付けないで、研究者であるならば自分たちで証明する努力もするべきではないだろうか。

ベトナムで行われた大規模治験

ウイルス学や免疫学の知見に基づく基礎医学的な見方以外にも、レプリコンワクチンの個体間伝播に否定的な見解を支持する事実がある。それは、国から製造販売の許可を得るために行われたレプリコンワクチンの治験(臨床試験)で、個体間伝播が起こったことをうかがわせる事実が確認されていないことだ。

厚生労働省のホームページにアップされている「審議結果報告書」(令和5年11月28日厚生労働省医薬局医薬品審査管理課)によると、Meiji Seikaファルマのレプリコンワクチンの治験は、米国、シンガポール、ベトナム、南アフリカ、日本の5カ国で行われた。

このなかで、もっとも大規模に実施されたのがベトナムでの第Ⅲ相試験（パート3b）だ。デルタ株の流行期間中、18歳以上の健康成人を対象に16施設で約1万6000人の被験者を集めて実施された。被験者をレプリコンワクチン本剤を接種する群とプラセボ（生理食塩水）を接種する群とに1：1に割り付けて、28日間隔で2回筋肉内注射した。また、2回目注射から2カ月後、本剤群にプラセボを、プラセボ群に本剤を28日間隔で2回筋肉内注射した。

つまり、この治験で、およそ1万6000人の被験者全員が、レプリコンワクチンを接種したのだ。

この試験の結果、2回目接種後7日以降2カ月後までの間で新型コロナに感染したと確定診断されたのは、本剤群が200人に対してプラセボ群は440人で、ワクチンの有効率（発症予防効果）は56・6％とされた。これが、レプリコンワクチンが「有効である」という根拠の一つとなった。

一方、本剤群で接種後の有害事象で多かったのは、「疼痛」(1回目38・2%/2回目26・8%)、「注射部位圧痛」(37・9%/26・5%)、「頭痛」(24・3%/21・4%)、「疲労」(29・6%/25・0%)、「筋肉痛」(20・4%/15・5%)などだった。

これを見ると、従来のmRNAワクチンと比べて接種量が少なく済むからといって、副反応も少なく済むとは限らないことがわかる。また死亡事例も発生しており、1~92日までは本剤群が5人に対してプラセボ群16人、93~210日までは本剤→プラセボ群が9人、プラセボ→本剤群が4人だった。

Xでは合計で「34人が死亡した」と騒がれたが、この結果を見る限りむしろ生理食塩水を打ったプラセボ群のほうに死亡が多いという不自然な結果となっている。割り付けの偏りを疑わせるデータとなっていると言えそうだ。

さらにこれ以外にも、因果関係が否定されなかった重篤な有害事象として、1~92日までの本剤群で「高血圧クリーゼ」(血圧が著しく上昇することにより、脳、心臓、腎臓などの臓器に障害が起こるか、障害が起こりそうな状態のこと)と「4

型過敏症」（Tリンパ球によって起こる遅延型アレルギー）各2例、「注射部位反応」「接触皮膚炎」「過敏症」「蕁麻疹《じんましん》」「頭痛」「深部静脈血栓症」「高血圧」各1例が報告されている。

したがって、レプリコンワクチンによる健康被害を心配しなくていいということはできない。ただし、個体間伝播が発生したかどうか、それによる健康被害が起こったかどうかについては記述がなく不明だ。

もし個体間伝播が起こり、深刻な健康被害が発生していれば、第一章で示した国民連合のチラシに書かれていたようにワクチンパンデミックが起こり、ベトナムの国境が封鎖されるような事態が起こっていても不思議ではない。

だが、およそ1万6000人がレプリコンワクチンを接種したにもかかわらず、ワクチンパンデミックが起こったような様子も、ベトナムの国境が封鎖されたという情報も、伝わってきてはいない。

実際、わたしは2024年の夏にベトナムに旅行したという医師に話を聞く機会があった。その医師はコロナワクチン中止を求める医療従事者で組織する「全国有志医師の会」の会員でもあるが、彼によるとベトナムの街は、普段と変わらず活気に満ちていたという。

もちろん、本当は個体間伝播が起こったのに、政府やメーカーによって隠蔽されている可能性はある。あるいは、健康被害が起こっているのにレプリコンワクチンが原因だと気づかれていないだけかもしれない。

しかし仮にそうだったとしても、デルタ株の時期におよそ1万6000人がレプリコンワクチンを接種したベトナムでは、何事もなかったかのように日常の暮らしが営まれているのが現実なのだ。

「個体間伝播」ならすでにベトナム国民ほぼ全員が感染

そのように言うと今度は、「1万6000人と少ないから、個体間伝播の被害が顕在化していないだけだ。日本国内で何万、何十万、何百万という数の人がレプリコンワクチンを接種すれば、被害が顕在化してくるはずだ」と反論してくる人がいる。

たしかに、たとえば10万人に1人に起こるような有害事象の場合、1万6000人の治験では発生せず、検出できない可能性がある。過去の薬害でも治験の段階では気づかれなかったが、市販後に多くの患者に使われて初めて、深刻な健康被害が明るみに出たケースが多かった。

しかし、個体間伝播については、その理屈は当てはまらないのではないか。もし新型コロナウイルスと同じぐらいの感染力があったならば、たとえ接種者の数が少なかったとしても、個体間伝播による感染は拡大していくはずだからだ。

ウイルスの感染力を示すのに「実効再生産数（Rt）」という指標がある。すでに感染が広がっている状況で、1人の感染者が平均して何人に感染させるかを示した数値で、1を上回れば感染が拡大し、1を下回れば収束していくとされている。コロナ騒ぎの最中に、この実効再生産数のことを知り、日々数値をチェックした人もいるはずだ。新型コロナの実効再生産数は0・5〜1・5の間に収まることが多かったが、急速に感染拡大した時期には、実効再生産数が2を上回ることもあった。

これを踏まえて、レプリコンワクチンの個体間伝播の実効再生産数を5日間で平均して1・2と仮定した場合に、接種後に感染者がどれくらいの数になるかを人工知能サービス「ChatGPT」を使って、計算してみた。

〈質問〉
こんにちは。1万6000人がすでに感染しているウイルスの実効再生産数を5日間で平均1・2と仮定した場合、感染者数は10日後、30日後、60日後、90日後で、それぞれ何人になると予測できますか。

〈計算結果〉
10日後：約2万2975人
30日後：約3万6832人
60日後：約8万4848人
90日後：約18万4960人

さらに、追加で質問したところ、半年後（180日後）に約124万8160人、1年後（360日後）に約973万8400人、1年半後（540日後）に約9683万7600人に到達すると予測された。

ベトナムの人口は約1億人だ。もし実効再生産数が5日間で平均1・2のまま感染が広がり続けたと仮定した場合には、1年半後には国民のほぼ全員が感染する計算となるのだ。

もちろん現実には、感染対策や免疫獲得、ウイルス変異など、さまざまな要因が影響を与えるために、実際の累積の感染者数はこれより少なくなる可能性が高い。

とはいえ、レプリコンワクチンの個体間伝播が事実であり、新型コロナ並みの感染力があったと仮定した場合には、たとえ1万6000人の接種者であったとしても、すでにベトナム中に感染が広がっているはずなのだ。

しかも、毎日のように世界中の人々が各国を行き来していることを考えると、レプリコンワクチンの感染はすでに国境を越えているだろう。2023年には、日本に新規に入国したベトナム人の数は約33万人だった。当然日本国内でも、多くの人が個体間伝播の被害を受けていると考えなくてはならないはずだ。

国内治験では420人が接種

それだけでなく、こんな事実もある。実は日本国内でも、Meiji Seikaファルマのレプリコンワクチンの治験はすでに行われているのだ。

2022年11月からの国内での治験(第Ⅲ相試験)は、ファイザー製あるいはモデルナ製のコロナワクチンを3回接種した18歳以上の健康成人828人を対象に、本剤群420人とコミナティ(ファイザー製)群408人に割り付けて実施された。つまり、国内でも定期接種が始まる前に、少なくとも420人が同社のレプリコンワクチンを接種していたのだ。

ベトナムの1万6000人に比べれば、38分の1の規模で少ない。けれども、たとえ接種者が420人だったとしても、新型コロナ並みの感染力があったならば、いずれ日本中に広がるだろうことが容易に予測される。

２０２０年に新型コロナのパンデミックが始まった当初は、一日に数人の陽性者が出ただけで大騒ぎしていたのが、いつの間にか一日数十人、数百人と増えていき、最大のピーク時には感染者が一日１万人を超えるまでになった。

いまや、新型コロナにかかったことがない人を探すほうが難しいはずだ。それと同じように、もしレプリコンワクチンが個体間伝播し、新型コロナ並みの感染力があったなら、すでに多くの国民が感染しているはずなのだ。

にもかかわらず、日本ではワクチンパンデミックが起こった様子はなかった。国境封鎖されることもなく、この治験の終了後もいつもと変わらない日常が続いている。

もちろん、この事実によってレプリコンワクチンが個体間伝播を起こしていないとは断言できない。実際には個体間伝播による健康被害が起こっているのに、別の感染症が原因だと勘違いされて気づいていないだけなのかもしれない。

あるいは個体間伝播を起こしているが、健康被害が軽微であるために気づいていないだけかもしれない。限られた接種者の周囲で個体間伝播が起こり、何らかの健康被害が発生していたが、それ以上に広がらずに収束してしまった可能性も考えられる。

さらに言えば、何も起こらなかったのは偶然で、これから変異や組換えが起こって、村上氏や荒川氏が警告するような恐ろしいことが起こるのかもしれない。

だが現実は、レプリコンワクチンによるワクチンパンデミックも大量死も起こっている様子はなく、個体間伝播も確認されてはいない。それがすべてだ。

「起こり得る確率」も明示すべき

どんなに否定的な事実があったとしても、レプリコンワクチンの個体間伝播で健康被害が起こる可能性を完全に拭い去ることはできない。だが、仮にそうだったとしても、わたしたちはどれくらい個体間伝播を恐れるべきなのだろうか。

それを導き出すためには、たとえば、次のような事象が起こる確率をある程度見積もり、それぞれを掛け合わせる必要がある。

第一に、レプリコンワクチンのｍＲＮＡがエクソソームに取り込まれる確率
第二に、そのエクソソームが接種者の体から、接触者への感染を成立させるほど十分な量が排出される確率
第三に、そのエクソソームが接触者に感染して、健康被害を及ぼす確率
第四に、そのエクソソームを介して接触者に感染したレプリコンワクチンのｍＲＮＡが体内で増殖し、ほかの第三者にも感染する確率
さらには、そうした過程のなかで、レプリコンワクチンのｍＲＮＡが感染性や毒性を強める方向に変異する確率や、ベネズエラウマ脳炎ウイルスやその近縁のウイルスと出会って組換えを起こし、毒性の強いキメラウイルスとなる確率も考慮する必要がある。

研究者たちがこれらの確率についてある程度の見積もりをつけて、それを掛け合わせて危険性の大きさを提示してくれないと、個人あるいは社会としてどれくらい本気で怖がる必要があるのか、専門家ではないわたしたちには判断できない。

たとえば、レプリコンワクチンを使い続けることで、10年に一度とか50年に一度

の確率でワクチンパンデミックが起こると予測されるなら、我々は強く実用化に反対するべきかもしれない。

しかし、もしこのような偶然が重なる確率は天文学的に低いと予測されるなら、個人あるいは社会としてレプリコンワクチンの個体間伝播を怖がり過ぎることは、生きるうえであまり意味がないと言えるだろう。

たとえば、宇宙から隕石が降ってきて自分の頭に当たる確率は、絶対にゼロとは言えない。だが、そんなことまで心配していたら、我々は外を歩くことすらままならなくなり、まともな生活を送れなくなってしまう。

レプリコンワクチンの個体間伝播のリスクが天文学的に低いと決めつけているわけではない。しかし、専門的な知識をもつ研究者ならば危険性だけでなく、それがどれくらいの確率で起こり得るものなのか、だいたいの見積もりを示すべきではないだろうか。そうでなければ、いたずらに恐怖を煽るだけになってしまう。

実際に村上氏や荒川氏の見解を聞いて、個体間伝播のリスクを極大化して捉えてしまった人たちがたくさんいた。そのために、レプリコン反対運動が「騒動」と言えるまでに過激化してしまったのだ。

また、ここまで書いてきたとおり、個体間伝播のリスクがあり得るのかどうか、それをどれくらい心配すべきかについては、コロナワクチンに反対する研究者の間でも意見が割れていた。

Xや動画で宮沢氏や新田氏の意見を聞いて、個体間伝播のリスクを「それほど怖がる必要はない」と判断した人も多かったはずだ。そのこと自体は、本当は問題ではなかったはずなのだ。なぜなら、アカデミズムにおいて、同じ問題について研究者の間で意見が異なることは、よくあることだからだ。

意見が異なる者同士で議論を戦わせることは、「真実に一歩でも近づく」という科学的なプロセスにおいては、むしろ健全なことだ。

実際に、村上氏がレプリコンワクチンで個体間伝播が起こり得ると主張したことに疑問を感じた新田氏は、東京理科大学教授就任の挨拶も兼ねて、真意を確かめるべく村上氏にメールを送った。しかし、村上氏からは返信がなかったばかりか、Xでは村上氏にブロックされてしまったという。

逆に、過激なレプリコン反対派の人たちやインフルエンサーたちから、宮沢氏や新田氏はXで「リスク矮小化勢力」「火消し隊」などと言われ、誹謗中傷を受けた。「過剰に煽るべきではない」と主張したわたしも、陰に日向に非難された。

これに対して、宮沢氏や新田氏の見解に賛同する立場の人たちからも反論が行われ、X上では激しい「対立」と「分断」が生まれた。同じmRNAワクチンに反対する立場でありながらだ。

「個体間伝播を認めない者は許さない」と言わんばかりに、過激なレプリコン反対派は、それを疑問視する人たちを敵視した。外敵をつくって「個体間伝播」を踏み絵とすることで、彼らはより結束を強めていったとも言えるだろう。

その有様はまるで、かつて教条主義に陥って先鋭化、過激化し、凄惨な「内ゲバ」を繰り返した新左翼のようだった。そうやってレプリコン反対運動は、エスカレートしていったのである。

第三章　暴走する「国民連合」

「mRNAワクチン中止を求める国民連合」とは？

レプリコンワクチンの個体間伝播の危険性を広める発信源となったのが、あの「Ｓｔｏｐ！　レプリコン　Ｓｔｏｐ！　ｍＲＮＡ」のチラシを作製した「ｍＲＮＡワクチン中止を求める国民連合」だ。

代表は医師の後藤均氏（東北有志医師の会代表）、そして副代表を、池田としえ氏（日野市議員）、佐野栄紀《しげとし》氏（高知大学特任教授・医師）、村上康文氏（東京理科大学名誉教授・薬学博士）の3人が務め、さらに代表賛同者に以下の10人が名を連ねる。

荒川央氏（分子生物学者）、井上正康氏（大阪市立大学名誉教授・医師）、加藤正二郎氏（社会福祉法人仁生社常任理事・医師）、我那覇真子氏（ジャーナリスト）、

宜保《ぎぼ》美紀氏（高知有志医師の会・医師）、小島勢二氏（名古屋大学名誉教授・医師）、駒野宏人《ひろと》氏（東北有志医師の会・薬学博士）、田中陽子氏（医師）、中村篤史氏（関西有志医師の会・医師）、林千勝《ちかつ》氏（近現代史研究家・ノンフィクション作家）。

この人たちに加えて広報サポーターとして10人の名前が挙がっているが、いずれもX（旧Twitter）で、コロナワクチンに強く反対の投稿をしてきたインフルエンサーたちだ。そのなかには「YAH YAH YAH」などの大ヒット曲をもつ誰もが知る有名ミュージシャン、ASKA氏（元CHAGE and ASKA）の名前もある。

そしてこの10人の広報サポーターのなかでとくに注目すべきなのが、この国民連合の実質上の運営チームを率いてきたとされる「Trilliana華」という女性だ。この華氏が国民連合結成のキーマンの一人であると目されている。

Xでは、華氏を中心にコロナワクチン反対運動に熱心なアカウントの人たちが集まり、「チーム華」というグループが結成されていた。そして、国民連合の結成以前からこのチームが主催する「スペース（Xのアプリで行える参加型音声ライブ機能)」がたびたび開催されてきた。

たとえば2023年4月15日には、Xのスペースで「コロナワクチンDNA混入疑惑」と題された、村上康文氏と荒川央氏の対談が行われている。チーム華のメンバーが共同ホストを務め、華氏もスピーカーとして出演していた。同年12月9日には元幸福の科学北米本部長で、現在は海外情勢を解説するYouTuberとしても活動する作家・宗教家の及川幸久氏をホストに、「レプリコンワクチン徹底討論!」というスペースが開催され、その運営をチーム華が担当していた。

この回には、のちに国民連合の代表賛同者となる駒野宏人氏、荒川央氏、加藤正二郎氏がゲスト参加し、松永敦氏(大北メディカルクリニック院長)のほかに、立憲民主党衆議院議員の原口一博氏も「特別出演」していた。

2024年5月22日、チーム華は2カ月前に解散したと華氏がXにポストしているが、彼女たちの活動が国民連合を結成する基礎の一つになったのは間違いない。実際に国民連合の代表賛同者の一人である高知有志医師の会の宜保美紀氏は、かつてXの自身のアカウントのプロフィール欄に、次のように書いていた。

東北有志医師の会代表・後藤均先生、村上康文名誉教授、荒川央博士、佐野栄紀名誉教授方、チーム華の皆さまと準備してきた「Ｓｔｏｐ！ｍＲＮＡワクチン国民連合」が４／23ついに公開されました。国民連合の主役はｍＲＮＡ注射（＊本文では注射は記号）のとんでもなさに対して声を上げ、連合に賛同してくださる一人一人の皆さまです！　一緒に頑張ってゆきましょう！（筆者注・掲載文ママ）

宜保氏が書く名称とは若干異なるが、ここに書かれていたとおり、「ｍＲＮＡワクチン中止を求める国民連合」は２０２４年４月23日に設立された。

そしてそのスタートと同時に、国民連合はそのXアカウントに「団結の時」と題した４分35秒の印象的な動画をアップした。国民連合の代表や副代表、代表賛同者などが続々と登場し、次のようなコメントを発信した（一部抜粋）。

2024・4・23　この国の未来を守るために団結の時

「2回打てばコロナ前に戻れるって言うてたよね」医師　中村篤史

「『周囲のために打て！』『思いやりワクチン』『努力義務』と連日のように煽られ、打たない人は非常識という風潮がつくられました」医師　宜保美紀

「打たなければ学校行事にも参加できなかったり、仕事を続けることもできなかったり、海外にも行くことができなかったりして、やむを得ず打った方がたくさんいらっしゃいます」医学博士　後藤均

「こうして国民の8割が、世界で初めてのmRNAワクチンを打ちました」ジャーナリスト　我那覇真子

〈その結果どうなりましたか？〉

「実は新型コロナワクチンには感染予防効果も、重症化予防効果もありませんでした」東京理科大学名誉教授　村上康文

「驚いたことにワクチンメーカーは、効果について確固たる証拠をもっていなか

ったのです。そして厚生労働省はたんに推測で、国民を煽っていたのです」薬学博士　駒野宏人
「効果はむしろ逆で、感染規模は縮小どころかどんどん拡大していったのです」理学博士　荒川央
「そして、子どもたちを含む多くの犠牲と、夥しい数の体調不良者を生み、その数は今も増え続けています」医師　加藤正二郎
（以下略）

最後には次のような言葉で締めくくられた。
「私たちは、コロナワクチン被害の徹底調査と、ｍＲＮＡワクチン全般の即時中止を、求めます！」

これらの訴えはコロナワクチンの安全性や有効性に疑問をもつ立場から見ると、

うなづける発信内容であったとわたしも思う。とくに「コロナワクチン被害の徹底調査」「ｍＲＮＡワクチン全般の即時中止」という訴えは、コロナワクチンの問題を追及してきたわたし自身も、心から賛同できるものだ。
そうした主張に共鳴して、多くの人が国民連合に集まっていった。その時のことを、国民連合に参加したある看護師が次のようにわたしに語ってくれた。

２０２３年末頃だったと思います。レプリコンワクチンの「個体間伝播」の話を初めて聞いた時、「こんなものを打たせたら、また大勢の人が死ぬ」「これ以上被害者が出ないように止めないと」と思ったんです。でも、一人では何もできなくて、はがゆい思いをしていました。そんなときに「国民連合」が結成されると聞き、とても心強く感じました。それで参加することに決めたのです

「国民連合」成立過程での違和感

国民連合のホームページには、「現在の賛同者数６７，７６３名（12月26日）」と

の記載がある。これはちょっとした地方都市の人口にも匹敵する、かなり大きな数と言えるだろう。それだけ国民連合は、大きな求心力があったのだ。

だがその一方で、この国民連合の結成を知った時、わたしは大きな違和感を覚えた。なぜなら、国民連合の幹部には既知の人たちが多く、直接会って親しく話したことのある人や、オンラインミーティングを通して会話したことのある人たちが多くいたにもかかわらず、その出現があまりに唐突だったからだ。

たとえば、後藤均氏、井上正康氏、宜保美紀氏、中村篤史氏らは、コロナワクチンの即時中止を求める医師らで組織する「全国有志医師の会」（代表・藤沢明徳医師）のメンバーでもある。２０２２年の春頃から、わたしは縁あって毎週金曜日に開かれる全国有志医師の会のオンラインミーティングの司会を担当していた（２０２４年10月末にわたしは同会から離れ、司会も行っていない）。

国民連合の後藤氏、井上氏、宜保氏、中村氏は、この全国有志医師の会の活動を通じて知り合った人たちで、講演会などで直接会い、懇親会で親しく話したこともある間柄だった。にもかかわらず、国民連合結成の準備が進んでいるという話は、わたしの耳には一切入ってこなかった。

また、「国民連合」とか「団結の時」と言いながら、代表、副代表、代表賛同者の顔ぶれが、わたしには「偏っている」ように見えた。たとえば、全国有志医師の会には全国各地9つの地方組織が参加しているが、国民連合の賛同団体として名前が挙がっているのは「東北有志医師の会」「高知有志医師の会」「沖縄有志医師の会」の3つのみだ。

普通に考えれば、全国有志医師の会および地方組織のすべてが国民連合に参加していておかしくないはずだ。だが、全国有志医師の会は賛同団体となっておらず、その代表の藤沢明徳氏をはじめ、同会で熱心に活動しているほかの会員も名を連ねていなかった。

実は全国有志医師の会の地方組織や会員のなかでも、国民連合に賛同して熱心に活動しているのは一部の人なのである。しかも、東北、高知、沖縄の有志医師の会の国民連合への参加は、全国有志医師の会とは独立した「単独行動」だった。代表の藤沢氏も国民連合の設立は公表されるまで知らず、その出現は「寝耳に水」だったという。

　また、ｍＲＮＡワクチンに反対している研究者のなかではウイルス学者・宮沢孝幸氏の名前も見当たらない。宮沢氏はコロナ関係の多くの著作を出しているだけでなくテレビにも何度も出演しており、ｍＲＮＡワクチンに反対している研究者のなかでは群を抜いて一般への知名度が高い。社会的影響力を考えるなら、宮沢氏が入っていて不思議ではないはずだ。

　ところが、国民連合の結成に際して宮沢氏も声をかけられなかった。さらに当時、東京大学准教授でありながらコロナワクチンに反対してきた、現東京理科大学教授・新田剛氏にもお呼びがかからなかった。コロナワクチンに反対する論陣を張り続け、多数の著作や記事を書いてきたジャーナリストであるわたしも同様だ。

　勘違いしてほしくないが、「こうした人たちにも声をかけるべきだ」とか、「なぜわたしたちに声をかけなかったのか」と恨み節を言いたいわけではない。

　そうではなく、国民連合は最初から「声をかける有力者を絞っていた」、もっと言えば、「自分たちに不都合な人物は最初から排除していた」ということを言いたいのだ。どのように絞っていたのか——。それはレプリコンワクチンの「個体間伝播」について、村上康文氏や荒川央氏の見解を支持するかどうかが判断基準であったとわたしは推測する。

つまり、「レプリコンワクチンの個体間伝播は考えにくい」と指摘した宮沢氏、新田氏の見解に賛同する人や、レプリコンワクチンばかりを問題視することに違和感を表明している有力者たちは、最初から排除したと思われるのだ。

「DNA混入問題」での対立

さらにさかのぼれば2023年の春頃から、mRNAワクチンをめぐって「DNA混入問題」が持ち上がった。それに対して村上氏・荒川氏らと、宮沢氏・新田氏らの間で意見の対立が起こっていた。

この問題は、ファイザーやモデルナのmRNAワクチンに、その製造の際にmRNAの鋳型として使われる「プラスミドDNA」が大量に残留していると、米国の研究者ケビン・マッカーナン氏が発表したことに端を発する。

プラスミドＤＮＡとは、染色体とは別個に存在し、独立して複製する小さなＤＮＡ分子のことで、一般的には環状の二本鎖ＤＮＡ分子として、大腸菌などの細菌に見られる。遺伝子工学では遺伝子の単離や複製に欠かせない必須のツールとなっている（日経バイオテク「キーワード解説」より）。

ｍＲＮＡワクチンには、スパイクタンパク質をつくる遺伝子が使われているが、ｍＲＮＡのままであれば、それが逆転写されてヒトの細胞のゲノムに組み込まれるリスクは低い。

だが、ＤＮＡの場合はヒトの細胞のゲノムに組み込まれるリスクが高まってしまう。それによってスパイクタンパク質をつくり続ける細胞が生まれる、というのが村上氏や荒川氏の主張だった。

また、ファイザーのｍＲＮＡワクチンに混入したＤＮＡには、「ＳＶ40プロモーター」と呼ばれる遺伝子の発現を促進する配列が含まれていた。これがヒトの細胞のゲノムに組み込まれ、がん遺伝子の近くに挿入されれば、がんを発症する人がいるかもしれないというのだ。

この見解に異を唱えたのが、宮沢氏や新田氏だった。マッカーナン氏が「大量にプラスミドDNAが残留している」と公表したことに驚いた新田氏は、研究用に提供されたファイザー製とモデルナ製のワクチンを入手して、その残留DNA量を調べた。

その結果、マッカーナン氏が当初公表したほどの量のDNAは残留していないという結果となった。

宮沢氏、新田氏らはその結果も踏まえて、混入DNAが人体に悪影響を及ぼすリスクは低いのではないかと指摘した。完全な形で残っているDNAは少ないうえに、研究者として多くの実験を手掛けてきた経験から、外来のDNAがヒトの細胞のゲノムに組み込まれる効率はそれほど高くないと考えられたからだ。

また、ヒトの細胞のDNAに組み込まれたとしても、適切な場所に入らない限りスパイクタンパク質の遺伝子やプロモーターは機能しない。人間の遺伝子が2万2000から2万5000あるなかで、それらが偶然に適切な場所に組み込まれる確率はきわめて低い。

さらに万が一、適切な場所に組み込まれてその細胞がスパイクタンパク質をつくり続けたり、がん化したりしたとしても、ほとんどが免疫細胞に殺されてそのうちに消滅してしまう。つまり、混入したDNAがmRNAワクチンによる有害事象の原因とは考えにくい。

それゆえ、DNA混入問題がmRNAワクチンを止める決め手にはなりにくいのではないか。極端な主張に基づいて不安を煽ると「反ワクチンはトンデモ」という印象を強めてしまい、かえってコロナワクチンの危険性を訴える足かせになりかねない——それが宮沢氏や新田氏の主張だった。

このDNA混入問題の見解の違いをめぐって、Xでは村上氏・荒川氏を支持する側と宮沢氏・新田氏を支持する側で激しい議論が巻き起こり、コロナワクチンに反対する者同士の間で非難合戦がエスカレートした。

とくに新田氏に対する攻撃が酷《ひど》く、「DNA混入問題を矮小化する工作員」「ワクチンメーカーの利権を守るため」「mRNAの研究を続けたいからだ」といった、いわれのない中傷までXで流された。

わたし自身も「誹謗中傷は研究者同士の冷静な議論の足を引っ張る」と指摘しただけのつもりだったが、DNA混入問題を重視する側からさまざまな攻撃を受けた。DNA混入問題をめぐってコロナワクチンに反対する者同士の間で大きな分断が起き、「内ゲバ」とも言える対立が起こったのだ。

そして、それと地続きのように、同じ構図でレプリコンワクチンの個体間伝播をめぐって対立が起きた。それがこの国民連合の設立と「レプリコン騒動」の先鋭化・過激化に影を落としていることを理解する必要がある。

国民連合からメーカーへの公開質問状

国民連合は何を目的に活動してきたのか。2024年6月16日、国民連合はXのスペースで、その活動の目玉となる「5つのアクションプラン」を公表し、ホームページに掲示した。その内容は次のとおりだ。

差止請求（進行中）

公開質問状（7月末より順次発送中）
外国人クラブ記者会見（8月23日）
決起集会（6月30日）
全国同時多発アクション（7月27日）

そして、この5つのアクションプランの目標として掲げられたのが「レプリコンワクチン中止!!」だった。

「差止請求」とは、レプリコンワクチン接種の差し止めを求める法的措置のことだ。これについては、国民連合のホームページでは「進行中」のままとなっている。

次の「公開質問状」は、レプリコンワクチンを手掛けているMeiji Seikaファルマと、もう一つ独自のレプリコンワクチンの治験を実施中のＶＬＰＴジャパンが対象となっており、ホームページにその文書と概要が公開されている。質問数は46にも及ぶが、主な質問内容として次の8つがホームページに記載されている。

1. 細胞内自己増殖及び標的細胞について

例）自己増殖を止める機序はあるのか

2. ワクチンに用いる抗原について

例）全長スパイクタンパク質を用いた理由

3. 個体間伝播の可能性について

例）なぜ御社は個体間伝播の可能性とそのリスクについて周知徹底しないのか

4. IgG4の誘導について

例）IgG4の増加の誘導に関し、御社ではどのような研究をしてワクチンとして接種しても問題ないと判断したのか

5. 治験について（質問数　最多16）

例）体内での変異や遺伝的影響について、何をもって「安全である」としたのか

6. コロナウイルス感染症に対するレプリコンワクチンの必要性

例）現在行っている治験のみで、レプリコンワクチンを実用化する理由

7．国際問題に発展する懸念について

例）海外から日本への入国を拒否される事態等に発展した場合、御社はどのような責任を取るつもりでいるのか

8．レプリコンワクチンに対する考えについて

例）御社のワクチンは人体にとって安全なワクチンであるとは言い難い。これを製品化してワクチンとして人体に接種することについて、御社はどのように考えているのか、企業理念に照らしてお答え下さい

この公開質問状は内容証明付き郵便で2024年7月24日に発送され、同月26日にMeiji Seikaファルマに、29日にVLPTジャパンに配達されたが、回答期限の8月1日までに回答はなかったという。

それに対して国民連合は「健康成人に投与する薬剤なのにメーカーが説明責任を果たさない」「杜撰《ずさん》な治験のみの実用化は安全性や倫理上、大きな問題をはらむ」「個

体間伝播リスクに対する責任を放棄」とし、「不誠実な製薬会社」と非難している。

これに対してMeiji Seikaファルマ側は、国民連合側に対する法的措置が公表されたことを受けて書かれた『週刊新潮』の記事で、次のように反論している。

公開質問状は受け取りましたが、内容を拝見したところ前提条件が非科学的で事実関係も確認できないことばかり。笑止千万、荒唐無稽で、強いて答えるなら「全く非科学的でナンセンスなので答えるに値しません」としか言いようがありません（デイリー新潮「『反ワク団体は〝闇の経済圏〟を形成』レプリコンワクチンを販売する製薬会社が反対運動に真っ向から反論　科学者、医者は対立をどう見ているのか」２０２４年11月４日）。

このコメントに書かれているほど、公開質問状の内容が「笑止千万、荒唐無稽」「非科学的でナンセンス」であったとは、わたしは思わない。

たとえば、接種した人によってはｍＲＮＡの自己増殖が止まりにくく、大量にスパイクタンパク質がつくられてしまうのではないか、あるいはｍＲＮＡを包んだワクチンの粒子が入る細胞を制御できないため、卵巣に入った場合には不妊のリスクがあるのではないかといった懸念は、至極真っ当だと言える。

また個体間伝播にしても、理論的にリスクが考えられる以上、無視はできないはずだ。むしろ心配するほどのリスクではないと考えるのなら、レプリコンワクチンを手掛けるメーカー側が、その科学的根拠を示せばいいだけのはずだ。

こうした懸念がある限り、消費者の健康に責任をもつべき製薬会社としてそれに誠実に答えることは、義務とすら言えるとわたしも思う。それを「笑止千万、荒唐無稽」と言って一蹴してしまう姿勢は、国民連合が言うとおり製薬会社として「不誠実」と非難されて致し方ないだろう。

ただ一方で、これらの質問のなかで「国際問題に発展する懸念について」という項目については、わたしは「入れる必要があったのか」と疑問に思った。質問状のなかでは次のように記述されている。

Ⅶ　国際問題に発展する懸念について

個体間伝播の可能性についての検証をせずに人への治験を実施しているが、現段階においても、また承認を経て実用化された場合においても、この問題は国内でとどまるものではない。海外から日本への入国を拒否される事態等に発展した場合、御社はどのような責任を取るつもりでいるのか、具体的にお答えください。

個体間伝播にどれほどのリスクがあるのか、そもそも個体間伝播自体が本当に起こるのかどうかわかっていないにもかかわらず、「海外から日本への入国を拒否される事態等に発展した場合」と飛躍した質問をされても、たしかにMeiji Seikaファルマ側としては困るだろう。

村上氏と荒川氏の過激な「断定発言」

実は国民連合副代表の村上氏が、5つのアクションプランに書かれている「全国同時多発アクション」（7月27日）や、外国特派員協会記者会見（8月23日）のなかで、この質問と同じようなことを語っているのだ。

これ私の予想なんですが、日本で（筆者注・レプリコンを）打ち始めてしまう。しばらくたってから動物実験やってみたらば、やはり動物で個体から個体に広がったという論文がデータが発表されると思います。そうなったならばどういうことが起きるか。パニックが起きると私は思ってまして、日本人を外国に入れるなとかね、それから日本に行くと恐ろしいウイルスが流行ってるから行くなとかね。あるいは日本製品を輸出できないという事態まであり得るわけですよ（2024年7月27日、「レプリコンワクチン中止を訴える　全国同時多発アクション」開催にともなってTKP市ヶ谷カンファレンスセンターで開催された集会での村上康文氏の発言ママ）。

想定しているのは、打ち始めてしばらくした段階で、どこかの研究者がレプリコンワクチンを入手してこういう実験やるわけですよね。そうすると相当な確率で、動物実験では一匹のマウスからほかのマウスに広がったというふうなデータは得られると思います。そうなった段階でどうなるかということなんですが、はじめの動画にもありましたけれども、日本人を入国させないという動きだとか、インバウンドが減ってしまうだとか、最悪の可能性は日本の製品の輸入をやめようというふうな話までいく可能性があるということです（同年8月23日、外国特派員協会での記者会見の村上康文氏の発言ママ）。

研究者として個体間伝播のリスクがあり得ると指摘するところまでは、わたしも理解できる。だが、動物実験で個体間伝播が確認されればパニックが起きるとか、日本人の出入国や輸出入に影響が出るとまで言うのは、踏み込み過ぎではなかっただろうか。

実は村上氏は同じ外国特派員協会での記者会見で、レプリコンワクチンを４００万人に打つと「ＩｇＧ４抗体」のレベルが上昇して腫瘍免疫が抑制されてしまい、「間違いなくがんが圧倒的に増えると思います」とまで発言している。

ＩｇＧ４はｍＲＮＡワクチンを頻回に接種すると上昇することが知られている抗体で、これが高値になると免疫寛容という現象が起きてかえって感染しやすくなる、免疫を抑制してさまざまな病気が起こりやすくなるなどと指摘されている。がんになりやすくなるのではないかという懸念もあるのは確かだ（「ＩｇＧ４」については、第七章でも重要なキーワードとなるので覚えておいてほしい）。

しかし、それによって「間違いなく圧倒的にがんが増える」と言えるかは、科学的に実証されているわけではない。こうした「断言」をしてしまったことも、研究者としては踏み込み過ぎだったのではないかとわたしは思う。

村上氏は外国特派員協会の会見での最後に、次のように語っている。

あと、最後に言いたいことはですね。どうせ大した病気じゃないんですよ。ちょっと熱が出て喉が痛くてね終わるような病気になっていますのでですね、そんなものにですね大きなリスクをもったｍＲＮＡワクチンもそうですが、レプリコンワクチンのようなものを打つのはナンセンスです。サイエンスから考えるとあり得ないです。

この部分は、わたしとしても大いに賛同できるところだ。その一方で、本当に起こるかどうかわからない仮定の話まで記者会見で持ち出して、動画で拡散するのは、「科学」を重んじるべき研究者の姿勢としては肯定できない。

これは荒川央氏についても同様だ。国民連合は「レプリコンワクチン阻止ツイデモ！」と題して、２０２４年８月21日、９月２日、９月21日、10月６日の４回にわたって、代表、副代表、代表賛同者がレプリコンワクチンの問題点を語る一連のショート動画を次々にXに投稿した。

そのなかで荒川氏は次のように語っている。

レプリコンワクチンは増殖の過程で変異します。レプリコンワクチンとエクソソームの組み合わせはウイルスのようなもので、細胞から細胞へ、ヒトからヒトへ、ワクチンが感染できる作用機序があります。ワクチン非接種者も免れません。

レプリコンワクチンは人体を利用しての機能獲得実験とも言えるものです。最悪のケースとしては、日本を感染性遺伝子製剤で汚染するバイオハザードが想定されます。レプリコンワクチンは歴史に刻まれる愚行と言っていいでしょう。

私はレプリコンワクチンに反対です。

荒川氏はレプリコンワクチンのｍＲＮＡが変異することや、ワクチンが感染できる作用機序をもつことなどを、まるで「確定した事実」であるかのように断言している。また、「感染性遺伝子製剤」「汚染」「バイオハザード」「歴史に刻まれる愚行」といった衝撃的な言葉も多用している。

問題なのは、この動画を載せた投稿が8月21日の1回目だけで30万回も閲覧されていることだ。イタリア分子腫瘍学研究所に所属する免疫学者の言葉だけに、多くの人が信ぴょう性をもって受け止めたのではないだろうか。

なぜ村上氏や荒川氏は、個体間伝播のリスクを科学的かつ冷静に訴えるにとどまらず、最悪のシナリオやショッキングな言葉まで使って世に訴えようとしたのか。

二人の良心を信じるならば、脅しをかけるようなことをしてでも、レプリコンワクチンを打つ人を減らしたかったからだろう。

ただ、それが期待されたような結果をもたらしたかと言えば、あとで述べるようにそうとは言えなかったのではないか。むしろ、研究者としての二人の言葉を信ぴょう性のあるものとして重く受け止めてしまった人たちが恐怖に駆られてしまい、活動を間違った方向へ導いてしまったように思われる。

現に国民連合の発信が始まってから、レプリコンワクチンに不安を訴える人が増えたのだ。わたしが講師を務めたマスクやコロナワクチンについての勉強会でも、実際に次のような質問をする人たちがいた。


レプリコンの接種が始まったら、もう日本が終わってしまうのではないかと不安です。わたしの母にも打たないように言っているのですが、黙って打ってしまうのではないかと気が気ではありません。どうすればレプリコンの被害から逃れることができるでしょうか。

自分は高齢者施設で働いていますが、秋接種で高齢者がレプリコンを打つと思います。自分の身を守るために、仕事をやめるべきでしょうか。

「新型コロナワクチン後遺症患者の会」のグループチャットなどでも、「レプリコンのシェディング（個体間伝播）が不安だ」という声が複数上がり、会員のなかで動揺が広がっていたと聞いている。

同会はコロナワクチン接種後に体調不良に陥り、今も病気や後遺症に苦しむ人、健康に不安をもっている人が多数所属している。それだけに、「個体間伝播によってバイオハザードが起こる」という話を、敏感に受け止めたのではないだろうか。

コロナワクチンに反対する人のなかには、定期接種で使われるほかのコロナワクチンや、肺炎球菌など別の種類のワクチンも「レプリコンになる」と勘違いして、不安がる人がいた。

こうした国民連合を発信源とするレプリコンワクチンへの恐怖や不安が、やがて企業としても無視できないほどに多くの人に広がり、影響を与えていったのである。その理論的基盤を与えたのが村上氏や荒川氏だった。

そして、その恐怖や不安に突き動かされた人たちの活動はエスカレートしていき、社会に騒動を巻き起こすほど先鋭化・過激化していった。具体的に国民連合がどんな活動を行ってきたのか、次の章で概観してみたい。

【追補①】個体間伝播とシェディング

ここで「個体間伝播」と「シェディング」という言葉について、補足をしておきたい。この二つの言葉は、いわゆる「反ワクチン」あるいは「反レプリコン」の人たちの間で、しばしば混用されてきた。

シェディングという言葉を耳にするようになったのは、２０２１年2月にコロナワクチンの接種が始まってからだ。コロナワクチンを打った人の近くにいると「柔軟剤のような甘い匂いがする」「気分や体調が悪くなった」「皮膚に湿疹が出た」などと訴える人が多く現れ、やがてこのような現象がXなどで「シェディング」と呼ばれるようになった。

学術的な定義を試みるならば、「mRNAワクチン接種者の呼気(息)、飛沫、汗、排泄物などに含まれる何らかのワクチン由来の物質あるいは代謝産物が、第三者に匂いとして感知されたり、身体に影響を及ぼしたりすること」となるだろうか。

シェディングなる現象の実在が科学的に証明されているわけではなく、「経験したことがない」という人のほうが圧倒的に多いと思われる。だが、「シェディングを経験した」という人たちの証言も無視できないくらい多く、「接種者から何らかの物質が出ているのではないか」と考える医師、研究者もいる。

ただし、その原因物質については、mRNAワクチン由来のスパイクタンパク質とする説や、mRNAワクチンが代謝される過程で産生される揮発性の匂い物質とする説などさまざまあり、それが本当に健康被害を及ぼすのかについても議論が分かれている。

なお、ワクチン学またはウイルス学的には、「シェディング(shedding)」という言葉は本来、弱毒化したウイルスそのものをワクチンとして使う「生ワクチン」

が非接種者に感染してしまう現象を指すという。

したがって、ｍＲＮＡワクチン接種によって起こる現象を「シェディング」と呼ぶべきではなく、「ワクチン接種者由来物質過敏症」あるいは「ワクチン接種者呼気症候群」（宮沢孝幸氏の発案）など、別の名称を考えるべきという意見もある。

一方、レプリコンワクチンについて言われている「個体間伝播」は、「レプリコンワクチン由来のｍＲＮＡを含むエクソソームやウイルス様物質が非接種者に伝播し、感染が成立する現象」などと定義できるだろう。

したがって、ｍＲＮＡワクチン由来の物質によって起こるとされる「シェディング」と、レプリコンワクチン特有の現象と考えられる「個体間伝播」は本来、区別して議論されるべきものだ。英語でも「個体間伝播」は「トランスミッション（transmission＝日本語で伝染、感染の意味）」と表現するのが適切と考えられる。

だが、一般の人だけでなく「シェディングがある」と主張している研究者、医師や政府、医学会ですら、個体間伝播も含めて「シェディング」と呼んで混用している。このような混用は科学的議論の妨げになるので、それを避けるためにも両者をしっかり区別して言葉を使うべきではないか。

また、シェディングという現象の実在を医学医療界は認めておらず、ウィキペディアでは「非科学的主張」「伝播しているのは毒素ではなく不安であるとも言われている」などと記述されている。いわゆる「反ワクチン」の「トンデモ論」とされているのが現状だ。

医師あるいは研究者が「それでもシェディングは実在する」と主張するならば、基礎実験等を行って科学的な機序を明らかにするとともに、症例の集積や臨床研究を行って、信頼できる医学会や医学誌で報告してほしい。

「シェディングは実在する」と主張する医師・研究者は、シェディングを予防するとともに、被害を訴える患者の治療をどの医療機関でも広く受けられるようにするためにも、科学的な客観的根拠を示すことで、医学医療界にシェディングを認めさせる努力をするべきだ。

それはレプリコンワクチンの個体間伝播についても同様である。

第四章　伝播する「恐怖」と「不安」

国内5番目のコロナワクチン

「mRNAワクチン中止を求める国民連合」のレプリコン反対運動は、2024年10月から始まる新型コロナワクチンの「定期接種」を照準として活発化していった。Meiji Seikaファルマのレプリコンワクチン「コスタイベ」が定期接種から本格的に使われる見込みとなっていたからだ。

それまで新型コロナワクチンの接種は、予防接種法の「特例臨時接種」という扱いで全額公費負担（無料）で実施されてきた。しかし、2024年3月31日に特例臨時接種は終了し、翌4月1日からは季節性インフルエンザと同じく重症化予防を目的とした「B類定期接種」の扱いとなった。

65歳以上の高齢者と60〜64歳で一定の基礎疾患をもつ人を対象に行われる、年1

回の秋の定期接種として実施されることとなり、国からの助成金や自治体が負担する部分以外は原則自己負担とされた。つまり、「無料」だった接種が、一部自治体を除き「有料」となったのだ。

自己負担額は各自治体によって異なり、無料のところもあるが、2000〜3000円程度が多いと報じられている。また、定期接種の対象外だが接種を希望する人は、「任意接種」として全額自己負担となる。その場合、料金は医療機関によって異なるが、1回1万5000円程度が一般的だ。

コスタイベ自体は、すでに2023年11月28日に国内での製造販売の承認を受けていた。ただし、この時に承認を受けたのは型遅れの「起源株（武漢型）」1価対応のワクチンだったため、すぐに使用されることはなかった。

そこでMeiji Seikaファルマは、定期接種で使われることになっていた「オミクロンJN・1系統」に対応するレプリコンワクチンをつくり、あらためて国の製造販売承認を受けることとなった。その後、JN・1系統対応のコスタイベは、2024年9月13日に承認を取得した。

ファイザー、モデルナ、第一三共の「従来型ｍＲＮＡワクチン」、武田薬品工業の「遺伝子組み換えワクチン」に続く国内5番目のコロナワクチンのメーカーとして、Meiji Seikaファルマは定期接種への参入を目指すこととなったのだ。

レプリコン反対運動は、このコスタイベの新たな承認と定期接種での使用阻止を標的に動き出した。その目的を果たすため、国民連合はレプリコンワクチンの危険性を積極的に拡散するようになった。

国民連合がそのメッセージを対外的に発信する主な手段としたのが、①X（旧Twitter）のスペース、②インタビュー動画配信、③決起集会および記者会見、④チラシや手紙のポスティング、⑤街宣活動やデモ行進だった。

それらが具体的にどのように行われてきたのか。国民連合ホームページの「お知らせ&活動報告」で、月ごとにまとめられているので概観してみたい。

Xでの発信で情報が拡散

まず、不特定多数にメッセージを届ける媒体として積極的に活用されてきたのが、

Xでラジオ放送のような音声配信ができるサービスの「スペース」だった。第三章でも書いたとおり、これは「チーム華」の主な活動の舞台となってきたものだ。

国民連合結成からおよそ2週間後の2024年5月5日、国民連合のXアカウントで「mRNAワクチン中止を求める国民連合グランドオープン！」と題した、国民連合初のスペースが開催された。

このスペースでは華氏が共同ホストおよび司会を務め、代表の後藤均氏、副代表の村上康文氏をはじめ、代表賛同者を務める荒川央氏、井上正康氏、宜保美紀氏など国民連合の主要な幹部がスピーカーとして発言した。アーカイブも残されており、2024年11月末現在で4・1万人が「リスニング／リプレイ」している。

その後、Xのスペースを利用したイベントは「賛同者ミーティング」という名称になり、2024年11月末までに計8回実施されている。そのうち5回目までが国民連合の幹部による発信で、6〜8回はサポーターリーダーによるイベントの報告や決意表明となっている。

国民連合幹部がスピーカーとなった1〜5回目までの内容は次のとおりだ。文末に、2024年11月末現在の「リスニング／リプレイ数」を示した。

第1回（5月12日）
荒川央氏「レプリコンワクチンはヒトや動物にうつるのか？」2・8万回
第2回（5月18日）
加藤正二郎氏、宜保美紀氏「激増するがん患者の実態とワクチンとの関係について最前線の情報」1・2万回
第3回（5月25日）
村上康文氏、我那覇真子氏、東北有志医師の会「止めるぞ！　全国の草の根有志に向けた共闘メッセージ」1・3万回
第4回（6月1日）
中村篤史氏「臨床現場に見るシェディング被害の最新傾向&ディスカッション」2・5万回
第5回（6月16日）

我那覇真子氏、後藤均氏ほか「緊急告知！　差し止め請求&アクションプラン！」
2・1万回

これを見ればわかるとおり、毎回、万単位を超えるリスニング／リプレイ数がある。スペースは、レプリコンワクチンを含むコロナワクチン（mRNAワクチン）の危険性や国民連合の活動方針を拡散し、賛同者たちを鼓舞するのに大きな役割を果たしたと言えるだろう。

とくに第1回の荒川氏によるレプリコンの個体間伝播をテーマにしたレクチャーや、第4回の中村氏による従来のmRNAワクチンでも起こるとされるシェディング被害（接種者の体から出るワクチンの成分によって起こるとされる健康被害。個体間伝播とは異なる）をテーマにした話は、反響が大きかったようだ。

「3発目の原爆」をストップせよ！

次に大きな情報発信の手段となったのが動画配信だ。その主な舞台となったのが

YouTubeの「我那覇真子チャンネル」だった。ジャーナリスト・我那覇真子氏による国民連合幹部らへのインタビューや、国民連合の集会および記者会見のライブ配信がこのチャンネルを通じて拡散された。

これらの動画はXの「我那覇真子Ch. アーカイブ部屋」というアカウントに投稿されており、2024年11月末現在も視聴することができた。そのうちの「インタビューシリーズ」と名付けられている7回の動画の出演者とタイトル、動画の表示回数を以下に示す。

5月4日　後藤氏、村上氏「〝ワクチンに感染する?!〟レプリコンワクチンって何?」（2万回）
5月11日　井上正康氏、林千勝氏「〝3発目の原爆〟をストップせよ！日本草の根国民を率いる最強タッグが語る」（2・2万回）
5月25日　後藤氏、村上氏、髙橋秀一郎医師、マイケル・ヨン氏「日本の医療問題を探る」（1・1万回）。

6月9日　佐野栄紀氏、宜保美紀氏「打って皮膚壊死、卵巣がん／日本人に何が起きている？」（2・2万回）
6月15日　荒川央氏、駒野宏人氏「具体的に〝レプリコンワクチン〟の何が脅威？」（約6000回）
7月24日　加藤正二郎氏「ワクチン禍の現実／レプリコン阻止に向けた最前線医師の思い」（約6000回）
7月29日　田中陽子氏、中村篤史氏「迫り来るレプリコンワクチン最前線医師の懸念と決意」（約2400回）

この7回の動画のうち、4回がレプリコンワクチンをタイトルテーマにした内容となっている。また、第2回の井上氏と林氏に対するインタビューで、のちにMeiji Seikaファルマ側が法的措置をとるとして問題視した表現の一つである、「3発目の原爆」という言葉が使われていることも注目される。

三つ目が「決起集会および記者会見」だ。まず、2024年6月30日に代表の後藤均氏のクリニックの所在地である仙台市で「レプリコン差し止め請求決起集会」が開かれ、その様子が「我那覇真子チャンネル」で配信された。

会場になった仙台市青葉区のホールには東北6県の市民ら約100人が集まり、決起集会に登壇した後藤氏や村上氏は、草の根サポーターたちとともに街頭でのチラシ配りも行ったという。

その決起集会の様子を、翌日の7月1日に宮城県のブロック紙『河北新報』が報じている。記事によると後藤代表が「コロナ感染が落ち着いた今、将来にわたる悪影響が未解明の遺伝子改変ワクチンの使用は中止すべきだ」と開催趣旨を説明した。

そして、村上副代表はレプリコンワクチンについて「従来のワクチンと同様、長期にわたり免疫機能を落とす作用がある。細胞から分泌される微細な小胞（エクソソーム）が、ウイルスのように呼気や蚊を媒介にして周囲の人の体内に広がる恐れが否定できない」と危険性を訴えたという。

記事はレプリコンワクチンの使用差し止め訴訟について、「団体は7月以降、弁護団を組織。厚生労働省などを相手に、仙台地裁など全国数カ所で提訴する方針」

と締めくくっている。

『河北新報』は1897（明治30）年に創刊された130年近い歴史をもつ、東北地方では非常に信頼されている新聞だ。この記事はXなどにも画像が投稿され、全国に拡散されていった。レプリコンワクチンの個体間伝播の可能性を訴える主張が信頼性の高い新聞に載ったことは、大きな意味をもつと言えるだろう。

国会議員が「新型コロナウイルスは人工物」と断言

そして、2024年7月27日には「レプリコンワクチン中止を訴える　全国同時多発アクション」と題されたイベントが実施された。

東京のTKP市ヶ谷カンファレンスセンターに後藤均氏、村上康文氏、井上正康氏、池田としえ氏、我那覇真子氏、林千勝氏など国民連合の幹部が集まり、数百人とおぼしき来場者たちの前でメッセージを発信した。

それと同時に、北海道、青森、群馬、千葉、埼玉、愛知、福井、京都、大阪、奈良、兵庫、広島、徳島、高知、福岡、沖縄（石垣）の全国16カ所で、現地のサポーターたちによる街宣やチラシ配りが実施された。

前章で紹介した「動物実験でレプリコンワクチンの個体間伝播が証明されるとパニックが起きる」という村上氏の発言は、このイベントでのものだ。

そして、もう一つ注目されるのが、有名なジャーナリストの山路徹氏などとともに、立憲民主党の原口一博衆議院議員がゲストとして参加したことだ。急用で会場に来られなかったという原口氏はビデオでメッセージを寄せた。そのなかで、同氏は次のように語っている（一部抜粋）。

わたしたちがワクチンと呼んでいるものは、これはワクチンではありません。人工物です。得体の知れない人工物です。わたしたちがコロナと呼んでいるものは、これは厳密に言うとウイルスではありません。つくられたものです。（中略）サルが足りないから、人間を、あのレプリコンワクチンの対象にすると。わたしたちは実験動物ではありません。モルモットじゃありません。みなさん、力を合わせてはねのけましょう。今この時間も、この政府の無責任な姿勢、そしてグローバリストの、邪悪そのもののものです。わたしたちは通常の事態にあるんじゃありません。これはある意味、戦争です（筆者注・発言ママ）。

ここで原口氏は、新型コロナウイルスが「人工物です」と言い切っている。新型コロナの「人工ウイルス説」は、国民連合幹部の荒川央氏だけでなく宮沢孝幸氏らも主張しており、荒唐無稽なものではない。ただ、まだ「説」にとどまるものであり、国会議員として断言までするのは言い過ぎかもしれない。

また、日本がレプリコンワクチンの実験場となり、日本人が「実験動物」にされると原口氏は主張する。そしてそれを、無責任な日本政府の問題にとどまるものではなく、人の死をなんとも思わない邪悪な「グローバリスト」による「戦争」だと位置付けている。

実は、この「グローバリズムとの闘い」という視点も、あとで述べるようにレプリコン反対運動の大きな要素の一つなのだが、いずれにせよ有力な国会議員としては、かなり踏み込んだ発言と言えるだろう。

262万枚のチラシと「お手紙大作戦」

2024年8月23日には外国特派員協会で、我那覇真子氏を司会者としてレプリコンワクチン反対の記者会見が開かれた。第三章でも書いたとおり、村上氏はここでも従来型mRNAワクチンおよびレプリコンワクチンの危険性について概説するレクチャーを行った。

また、佐野栄紀氏がmRNAワクチンの皮膚障害について、池田としえ氏が市会議員から見たレプリコンワクチンの危険性について、加藤正二郎氏がコロナワクチンの超過死亡や臨床現場から見たワクチン被害の実態について説明。

さらに我那覇氏が公開質問状の進捗状況や内容説明を行うとともに、レプリコン反対運動の映画が撮影され、ヴェネツィア映画祭に出品予定との発表もあった。この記者会見の様子も「我那覇真子チャンネル」で同時配信され、国民連合のホームページによると3万2000人超が視聴したという。

一方で、この記者会見を、国内外の大手新聞やテレビはまったく報じなかった。決起集会や記者会見は、結果的に内向きに賛同者たちの結束を固めるものとなったかもしれないが、一般に広くレプリコンワクチンの危険性を伝える有力な手段とはならなかったと言えるだろう。

それを補う手段となったのが、四つ目のチラシや手紙だった。第一章の冒頭で紹介した国民連合のチラシは、2024年5月18日に先着200名限定で配布希望者の申請受付がスタート。そして同月22日には草の根サポーターが印刷所から届いたチラシを仕分けして、全国各地のチラシ配布希望者へ発送作業を行った。

さらに段階的にチラシ配布希望者の申請受付が行われ、第一章にも書いたとおり同年10月30日までに、262万枚ものチラシが配布あるいはポスティングされた。

国民連合のホームページには同年9月15日までの都道府県別の配布実績がグラフで掲載されている。それによると、配布枚数には地域的な偏りが大きく、とくに多かったのが北海道、埼玉、東京、神奈川、静岡、愛知、大阪、兵庫などだった。

これらの都道府県では、12万〜16万枚以上ものチラシが配布された。多く配布された地域では、かなりの人がこのチラシを目にしたのではないだろうか。

さらに同年8月31日には、代表者と草の根サポーター300人近くが参加するZ

OOMミーティングが開催され、自治体、学校、病院、福祉施設にレプリコン反対を訴える「お手紙大作戦」を実行することが決まった。

ホームページには各宛先別の手紙案がアップされており、ダウンロードできるようになっている。その文面には、予防接種健康被害救済制度の認定数などが紹介された後、レプリコンワクチンについて次のように書かれている（医療機関向けの手紙案から一部抜粋）。

2024年9月12日に承認された「コスタイベ筋注」（Meiji Seikaファルマ株式会社）は、自己増殖型mRNAワクチン（レプリコンワクチン）であり、接種したmRNAが増殖し続けること、接種者の体内で変異すること、接種者から他者へ伝播すること、そしてワクチンのmRNAがウイルス化すること等が懸念されています。これは、既存のmRNAワクチン以上の被害を生み出すことになり得るものであり、また接種を望まない人への倫理的問題も孕んでいます。さらに、接種を請け負う医療機関をも危険にさらすことになると思います。

そして手紙の最後には、接種に携わる人たちにも個体間伝播による危険が及びかねないと警告するかのように、こう書かれている。

末筆ではございますが、レプリコンワクチンの接種においては、先生をはじめ貴院の職員の方々への伝播等も心配しております。どうか、先生方ご自身のご健康にもご留意されますようお願い申し上げます

この手紙は、関東サポーターの手によって560通、大阪サポーターの手で介護老人保健施設向けに100通郵送されたと国民連合のホームページに紹介されている。チラシほどではないが、多くの関係者の目に留まったものと思われる。

Meiji Seikaファルマとの直接対決

そして、五つ目が街宣活動やデモ行進だ（デモ行進については第七章で記述）。

レプリコンワクチンに反対する運動は、ついにMeiji Seikaファルマにも直接向けられるようになっていった。

国民連合のホームページには2024年8月12日、東京駅近くのビジネス街にある同本社ビル前に、後藤氏、池田氏、村上氏、加藤氏など国民連合の幹部とともにサポーターが集まり、レプリコン反対の声を上げたと報告されている。

コスタイベが承認され、定期接種が目前に迫った9月には、活動はさらに活発化していった。同年9月2日には村上氏が、Meiji Seikaファルマのレプリコンワクチン担当者と面会を果たしたと伝えている。村上氏によると、これを実現するために国民連合の賛同者たちが何度もMeiji Seikaファルマに電話して、村上氏と面会するように求めたという。

同年9月10日には「我那覇真子チャンネル」で、原口一博議員と村上氏が対談。村上氏が原口氏に「正しいレプリコンの知識」を伝えるとともに、「Meiji Seikaファルマと厚労省に直談判」したことを報告する内容となっている。

このMeiji Seikaファルマとの面談について、村上氏は『週刊新潮』の取材に答えて、次のように語っている。
「私たちはこれまで何度もファルマ社やレプリコンを開発したアメリカの会社に議論を呼びかけ、彼らに公開質問状も送っています。でも、実現したのはファルマ社の顧客窓口である『くすり相談室』の方と1時間お話ができたことだけ。しかも、その方はレプリコンワクチンについて十分な知識を有しているとは到底思えない話しぶりで、ほとんど実りはありませんでした」（デイリー新潮「『自殺行為に等しい』レプリコンワクチン批判の研究者が反対運動の〝真意〟を明かす『国民の健康よりも製薬会社の利益、という姿勢』」２０２４年11月４日）
一方、Meiji Seikaファルマの担当者は同じ『週刊新潮』の取材に答えて、村上氏の面談について次のようにコメントしている。
「（前略）弊社の窓口にもお電話をいただき、室長が対応いたしましたが、こちらの科学的な主張とかみ合わず、後半はこちらがただ傾聴するような形になった。そうしたら後日、動画で『全く知識がなくて驚いた』と話され、逆に驚きました」（デイリー新潮「『反ワク団体は〝闇の経済圏〟を形成』レプリコンワクチンを販売す

る製薬会社が反対運動に真っ向から反論　科学者、医者は対立をどう見ているのか」２０２４年11月４日）

お互いの主張や認識がすれ違い、議論は実りあるものでなかったことが見て取れる。この面談は、かえってMeiji Seika側の反発を強めるものになったと言えるかもしれない。

「非接種者も殺し得るワクチン」

そして、国民連合の街宣活動はますます活発化していった。

２０２４年９月12～13日には、草の根サポーターたちが厚労省前に集結して、レプリコンワクチン反対のシュプレヒコールを行った。同月17日からは、毎日Meiji Seikaファルマ本社前にサポーターが集結。朝から夕方近くまでレプリコン反対の声を上げたという。

この街宣の様子を撮影した動画が、国民連合のホームページに上がっている。そのなかで代表賛同者の一人である林千勝氏がMeiji Seikaファルマ本社にメガホンを向けて、次のように叫んでいるのが確認できる。

2013年、いまから10年前、日本のファウチと呼ばれる河岡教授（筆者注・東京大学医科学研究所の河岡義裕特任教授のこと）は、今に至る10年間の日本の医療研究体制を称して、なんと「マンハッタン計画」と名付けました。1発目と2発目の原発マンハッタン計画で、日本にのみ落とされましたが、10月から日本人のみに落とされる自己増殖型人工遺伝子注射、3発目の原爆もこの日本の医療のマンハッタン計画から生み出されたんです。小林社長（筆者注・Meiji Seika ファルマの小林大吉郎社長）、このことをご存じでしょうか。

そして10年前、河岡教授は、日本のファウチは、日本の医療のマンハッタン計画のリーダーシップの理想像を、なんと政府の委員会で、オッペンハイマーだと明言しました。日本人としてこんなことが許されるでしょうか。小林社長、あなたは3発目の原子爆弾を日本人に、まず65歳以上の何も知らない日本人に落とすつもりでしょうか。この思想はマッドサイエンスとしか言えません。

ここで言われている「マンハッタン計画」とは何か。11年前の2013年11月13日に経済産業省で、「第3回医療分野の研究開発に関する専門調査会」が開かれた。この会議に参加していた一人が河岡義裕氏だった。河岡氏はこのなかで、新たに起こり得る「人獣共通感染症、新興感染症」に対して「厳重な監視と先回り対策が必要」として、「5~10年で実用化を目指した研究開発をすべき」と主張していた。

そして、それを実現するために、研究代表者の強力なリーダーシップのもと、莫大な研究開発費を投入すべきと訴えていた。それを、「アメリカが第二次世界大戦を終了させるために原爆をつくることを目標とした国家プロジェクト」である「マンハッタン計画」になぞらえ、河岡氏が「医療のマンハッタン計画」と呼んだのだ。

河岡氏は、政府が策定したワクチン研究開発と生産体制強化戦略に基づき2022年10月に設立された東京大学新世代感染症センターの初代所長に就任した。林氏は、その河岡氏が主導する「医療のマンハッタン計画」で生み出されたものとして「レプリコンワクチン」を位置付けており、「マンハッタン計画」の連想から、広島、長崎に続く「3発目の原爆」と言い出したものと思われる。

米国の「マンハッタン計画」によって、広島と長崎で何十万という無辜《むこ》の日本人の命が奪われた。「人獣共通感染症、新興感染症」に備える研究開発プロジェクトを、そんな恐ろしい計画になぞらえた河岡氏に対する批判は、当然あってしかるべきだ。

ただ、この街宣が行われている時点で、レプリコンワクチンはまだ、実戦投入すらされておらず、現実としてどれほどの健康被害が起こるのかわかっていたわけではない。それにもかかわらず、「連想ゲーム」がごとく、恐ろしい「原子爆弾」にたとえてしまったのは、あまりに軽々過ぎたのではないだろうか。

林氏は、この「3発目の原爆」という言葉を、動画や集会で好んで使っている。この言葉を本社前で直接ぶつけられたMeiji Seikaファルマの社員たちは、どのような思いを抱いただろうか。

同じく9月19日の街宣で、医師の加藤正二郎氏も次のように発言していた。これを読めば、「インバウンドや日本経済に影響が出る」といった村上氏の主張を、加藤氏も踏襲していることがわかる。

しかもこの今回のコスタイベという薬に関しては、遺伝子を連続的にですね、なんというのかなｍＲＮＡをどんどんどんどんつくってしまう自己増殖型のワクチンです。これは本当に子どもたちにですね禍根を残すワクチンなんですね。絶対に我々の世代にですね、こんな有害なものを世に放ってはいけないと思います。メリットがゼロ。

しかも、ｍＲＮＡタイプのワクチンでよければ、ＪＮ・１株というのはすでにあるわけですから、それを使えばいいだけです。Meiji Seikaさんが今回やろうとしているのは、ほんとにただの世の中に不安要素を投げうつという、そういうきわめておかしい行為なんですね。

せっかく抗生剤ですとかですね、ほかのワクチンありますけれども、着実なですね地道な努力をされてきた会社だと思います。にもかかわらずこんな拙速な危険なワクチンを世に放つということに関してですね、大変にもったいない。しかもですね、とんでもないことにですね、この懸念というものは御社だけじゃないんですよ。これをくらう国民たちみんなに、このリスクがあるんですね。

しかも、いま歩かれてる外国の方だってそうです。なぜかって、非接種者も殺し得るワクチンです。非接種者も殺し得るワクチンなんかつくっちゃだめです。ま、ほんと、外国の方、せっかくこれだけ来てくれてるのに、インバウンドの方、来れなくなったりですね、日本株、日本円、そういった、その国家そのものですねリスクマネジメントであったりですとかね、国家そのものの価値を棄損してしまうワクチンです。絶対、こんなものを世に放ってはいけません（筆者注・発言ママ）

明治製菓「不買運動」にまで発展

街宣の写真や動画を見ると、「即刻中止　レプリコンワクチン」と大きく書かれたのぼりを持つ人や、「パンデミック条約反対」と書かれた横断幕を持つ人、そしてなぜか林氏の後ろには「日本保守党」と書かれた日の丸の旗を掲げる人の姿もあった。

街宣に参加した人たちの多くはごく普通の人たちであり、レプリコンワクチンを止めたい一心で活動に加わったのではないかと想像する。ただ、なぜMeiji Seikaファルマが非難の対象になっているのかよく知らない通りすがりの人たちには、国民連合の街宣は政治団体による示威行動や迷惑行為に見えたかもしれない。

そしてもちろん、Meiji Seikaファルマの社員たちにとっても、会社のすぐ前の歩道に人が集まり、大声で叫ばれるのは迷惑極まりないことだっただろう。対話を求めるというより業務を妨害するような活動のやり方に、同社としてはかえって反発を感じたのではないだろうか。

それだけでなくXでは、明治製菓のお菓子やヨーグルトの不買を呼びかける投稿も相次いだ。たしかにMeiji Seikaファルマと明治製菓は、同じ明治ホールディングスの傘下に入るグループ企業だ。

だが、食品と製薬は別部門であり、お菓子やヨーグルトをつくる人たちと、抗生物質やワクチンを売る人たちとは完全に分かれている。明治製菓で働く人たちにとっては、とんだとばっちりだったはずだ。

なにより、不買運動にどれだけ効果があったと言えるだろうか。同じコロナワクチンに反対する人たちのなかでも、そうした無関係な商品をターゲットにする運動のやり方に反発する人がいたし、わたし自身も率直に言って嫌なものを感じた。

レプリコン接種者の受診や入店を拒否する動き

こうして活発化していったレプリコン反対運動は、徐々に社会にも一定の影響を与えていった。その一つが、レプリコンワクチンの接種者の受診あるいは入店を断るというクリニック（診療所）や歯科医院、ヘアサロンなどが現れたことだ。

わたしがその話をXで目にするようになったのは、2024年8月頃からだったと記憶している。たとえば、あるクリニックのホームページには、かなり強い文言で次のように書かれている。

当院は10月以降実施される（新型コロナ）レプリコンワクチンを接種した者の診療および院内立ち入りを、例外なく完全にお断りいたします。新患の方はもちろん、当院長年かかりつけの再来の患者さん、付き添いのご家族も含めて、レプリコンワクチン接種者は院内立ち入りを拒否します。急患で来院された方であっても、直ちにお帰りいただきます。

そして、その理由として、「接種者は危険な感染性毒素を呼気から排出する可能性があり、院内全ての人に重大な健康被害を与える恐れがあるから」と書かれていた。このクリニックでは、レプリコンワクチンの個体間伝播で健康被害が起こることを、かなり真剣に恐れていたことがわかる。

レプリコンワクチン接種者の受診を拒否するクリニックや歯科医院が全国に何軒あったか不明だが、グーグルで検索すると2024年11月末現在で少なくとも十数軒はありそうだ。

そして接種者拒否の動きは、とくにヘアサロンで目立った。顧客に直接触れる職業であるということと、入店拒否を伝える文章のひな型が同業者の間で出回ったことも、入店拒否が広がった理由のようだ。

理美容店等の予約サイト「ホットペッパービューティー」でフリーワードに「レプリコン」と入れて検索すると、185件ヒットした。かなり多い数のように感じるが、日本の診療所は全国で10万軒以上、理容室と美容室は合計で40万軒近くあるとされているので、それから見るとごく一部と言えるかもしれない。

ただ、レプリコンの個体間伝播を理由に受診・入店を拒否する医療機関やヘアサロンが実際に現れたことはインパクトが大きかった。

ヘアサロンではないが、ホットヨガスタジオの大手チェーン「LAVA」がレプリコンワクチン接種者入店拒否を打ち出したことは、この問題を大手メディアが報じる大きなきっかけとなった。

2024年11月末現在も、LAVAのホームページには次の記載がある。

新しい【自己増殖型mRNAワクチン（レプリコンワクチン）】の接種をされたお客様におかれましては、ワクチンの安全性が確認できるまで、LAVA各店への入店をお控えいただきますよう、お願い申し上げます。

この背景として、ワクチン接種者から未接種者へのシェディング（感染）の可能性が挙げられます。特にレプリコンワクチンは自己増殖型のワクチンであり、その安全性に関して十分な臨床研究が行われておりません。
お客様にＬＡＶＡを安心・安全にご利用いただくため、ワクチンの安全性が確認できるまで、何卒ご理解を賜りますようよろしくお願い申し上げます。

このＬＡＶＡの文章の写真を添えて、『朝日新聞』が「レプリコンワクチン接種で『伝播する』と入店拒否　科学的根拠はなし」（２０２４年10月10日）というタイトルの記事を書いている（以下、一部抜粋）。

今年度の新型コロナ向けの定期接種で新たに採用された「レプリコンワクチン」をめぐり、接種した人の入店や受診を拒否する動きが起きている。インターネットなどで、「接種していない人にワクチン成分が伝播（でんぱ）する」などとする根拠のない情報が流れたことが影響しているとみられる。福岡資麿厚生労働相は4日の会見で、「ワクチン成分が他者に伝播し、健康被害が生じるという科学的知見はない」として、冷静な対応を呼びかけた。

この『朝日新聞』の記事のように、新聞やテレビ、ネットニュースなどの取り上げ方は、そのほとんどが「個体間伝播は科学的根拠がない」として、受診や入店拒否を批判的に報じるものだった。

接種者の受診・入店拒否は「差別」か？

そしてこの受診・入店拒否問題は、コロナワクチンに反対する人たちの間でも意見が分かれ、議論となった。

コロナワクチン接種の圧力が強かった当時、「ワクチンを打っていない」という理由で医療介護の学生が実習を受けられなかったり、消防署員が退職に追い込まれたりするなどの問題が起こった。また、店舗への入店やイベントの参加を拒否するという事例も実際にあった。

自分たちがそうした差別に苦しんだのに、それと同じことをレプリコンの接種者にするべきではないというのが、受診・入店拒否の問題に疑問をもった人たちの主な意見だ。

これに対して、レプリコンの被害はコロナワクチンに反対する自分たちだけでなく、接種していない患者や客にも及ぶ危険性があるのだから、その人たちを守るためにも接種者の受診・入店拒否をするのは当たり前だというのが、賛同側の主な意見だった。

現在でも結核やエボラ出血熱など、重症化率や致死率の高い病原体に罹患した人たちは法律で隔離されることがある。それと同じで、受診や入店拒否は「差別」ではないというのだ。どちらも一定の説得力があり、難しい判断を迫られる問題だと言えるだろう。

ただ、わたし自身は、接種者の受診・入店拒否は「差別」だと考える。そもそもレプリコンワクチンが本当に個体間伝播を起こすかどうか明確にわかっていない。伝播があったとしても、それがどれくらいのリスクになるのかも不明だ。にもかかわらず、その「可能性があるから」と言って、頭から接種者を拒絶するのはやはりやり過ぎではないだろうか。

それに、万が一伝播して病気になる人がいたとしても、少なくとも医師であるならば受診拒否するべきではない。むしろ特別の外来を設けて、防護服（ＰＰＥ）を着用してでも、積極的にワクチンの「被害」に遭った人たちを救ってほしい。

もしレプリコン接種者の受診を拒否したとしたら、それは新型コロナ患者の受診を拒絶して医療ひっ迫を起こした、あの時の愚かな事態を繰り返すことにもなる。だからこそ、コロナ騒ぎやコロナワクチンに反対する我々は、恐怖に煽られて本来の使命を見失うべきではないと思うのだ。

一般のヘアサロンなどの店舗でも、もしレプリコンワクチンを接種して体調不良などを感じた場合には、来店を控えるよう呼びかけるだけで十分だったのではないだろうか。

だが、こうした考えに対して、レプリコンワクチンの危険性を重視する側から、「個体間伝播の問題を矮小化している」といった反発を受けた。この受診・入店拒否問題も、コロナワクチンに反対する者同士の間での「対立」と「分断」を深めることにつながった。

抗議の電話が殺到

そして「レプリコン騒動」はこれにとどまらなかった。定期接種が始まると新聞、テレビ、ネットニュースは、レプリコン反対運動が「過激化」していることをこぞって報じるようになった。

もっともインパクトがあったのが、コスタイベを接種すると表明したクリニックに、「反レプリコン」の人たちから抗議の電話が殺到したというニュースだ。

フジテレビ系の「FNNプライムオンライン」が、「【独自】『偽医者！』脅迫・口コミ低評価続出でワクチン接種中止に…クリニックに抗議電話した市議はSNSで『深く反省』」（2024年10月11日）というタイトルで、次のように報じている。

新型コロナウイルスのワクチンをめぐり、ある医療機関では誹謗中傷が殺到し、ワクチン接種を中止せざるを得ない事態に陥っていた。

誹謗中傷を受けた医療機関「（ネット上に）偽医者と書いてある。何十年も医師を続けているが、偽医者と言われたのは初めて」

騒動の発端は、10月から定期接種がスタートしたばかりのレプリコンワクチンだ。ウイルスのたんぱく質であるメッセンジャーRNAを体内で増幅させるため、従来より比較的長い効果を期待できるという。

世界に先駆けて、日本で初めて認可されたレプリコンワクチンだが、接種者の入店を拒否する店が現れるなど、混乱が広がっていた。

レプリコンワクチン接種の予約を受け付けていた医療機関では、「偽医者」、「すぐにワクチンの接種をやめろ」などと誹謗中傷や脅迫の電話が相次いだという。

誹謗中傷の電話は1日10件ほどにも及び、深夜1時にかかってきたこともあったという。

「偽医者という言葉以上にひどい辛辣《しんらつ》な言葉がたくさん並び、（口コミサイトで）低評価の「1」が瞬く間に短時間に次々つく。スタッフや家族が見て、心を痛めている」

さらに、ワクチン中止を求めるチラシも投函され、そこには、〝絶対に打っちゃだめ！　打つと周りの大切な人を傷つけちゃうの！〟と書かれていた。

スタッフだけでなく、患者の身の危険すらも感じたため、この医療機関は、レプリコンワクチンの接種を中止せざるを得なくなった。

「安定した診療を守ることができない。命がけでワクチンを打つ判断には、私の中にはない」

そして、このニュースでは「医療機関に投函されたチラシ」として、国民連合のチラシが映し出された。こうした誹謗中傷や脅迫的な電話が、国民連合と関係があるかのように印象付けられる構成となっていた。

さらにこのニュースでは、レプリコンワクチンに反対する埼玉県所沢市の市議が、東京都世田谷区のクリニックに抗議の電話をかけていたことも報じられた。この市議は「SNSで『私個人の都合でお電話を差し上げた結果、診療の妨げとなり多くの患者さまにも影響を及ぼしてしまったことを深く反省しております』と謝罪した」とニュースは伝えている。

暴走する「正義」が招いた法的措置

さらには、こんなことも報じられた。Meiji Seikaファルマの会社の看板に、嫌がらせの付箋が貼られていたというのだ。その映像を見ると、次のようなことが書かれていた（ABEMA TIMES「誹謗中傷相次ぐMeiji Seikaファルマに取材提訴　対象は立憲・原口一博氏のほかに『医療専門家なども検討』本社への〝嫌がらせ〟画像を公開」2024年10月31日）。

殺人ワクチンだろ！　バーカ
明治セイカ ファルマが死ね！　バーカ‼
殺人ワクチン　ふざけるな！
バーカ‼　人殺し！

さすがにやり過ぎであり、なにより幼稚であると言わざるを得ない。画像には4枚の付箋が映されていたが、文字を見ると同じ人が書いたように思われる。

Meiji Seikaファルマの本社前で街宣した人のなかに、このようなバカげたことをした人はいなかったと信じたい。もしいたとしても、実行者は一人か少数であっただろう。だがそうであったとしても、過激な活動は目立ってしまい、マスコミの「格好の餌食」となってしまう。それがレプリコン反対運動の印象を悪くしたことは否めない。

こうした一連の報道を受けて、国民連合は後藤均代表の名前で、「現在起きている混乱についての重要なお知らせおよび注意喚起」という文章をホームページに掲載した。そのなかに次のような一文がある。

③国民連合はレプリコンワクチンを打つクリニックや施設に妨害行為を行なったり、そうした行為を煽っている

↓一切そうした事実はありません。

国民連合がクリニックに電話をかけることや、Meiji Seikaファルマの会社の看板に誹謗中傷の付箋を貼ることを指示したわけでも、レプリコン接種者の受診・入店拒否を推奨したわけでもないだろう。

だが一方で、国民連合がレプリコンワクチンの個体間伝播の恐怖を煽るような発信をしなければ、このような騒動は起こらなかったはずだ。

ホームページで一部「誹謗中傷など違法行為は厳禁です」などと注意はしているものの、こうした過剰反応や過激な言動を国民連合として率先して諫《いさ》めた様子も見受けられない。

次章で書くように、むしろ国民連合のメンバーのなかには、受診拒否のクリニックや入店拒否の店が現れたことを運動の成果であるかのように誇る向きもあった。

それが一般社会から見たときにどのように受け取られるのか、そして新聞やテレビでどのように報じられるのか、運動を俯瞰的立場から評価できる人が国民連合にはいなかったのではないだろうか。

自分たちは「正義」のつもりだったのかもしれない。だが、厳しい言い方に聞こえるかもしれないが、自分たちの運動が社会から理解され、メディアも好意的に報じると考えていたのならば、大きな思い違いをしていたと指摘せざるを得ない。

Meiji Seikaファルマ側に対しても、「大企業だから何もしてこないだろう」という甘えがあったのではないか。しかし、運動がエスカレートして過激化したことでMeiji Seikaファルマ側もとうとう堪忍袋の緒が切れた。

「法的措置」という逆襲を、国民連合は自らが招いたのである。

第五章　「法的措置」は言論封殺か？

「破壊活動には毅然と立ち向かわないといけない」

「コスタイベについて非科学的な主張を繰り返す医学・薬学の専門家（団体・個人）に対し、『当社は民事刑事両面での法的措置を含め厳正に対処していく』」（ミクスOnline「Meiji Seikaファルマ・小林社長　コスタイベで非科学的主張くり返す専門家に『厳正に対処』法的措置も」２０２４年９月26日）

Meiji Seikaファルマの小林大吉郎代表取締役社長が、記者会見で初めて法的措置について触れたのは２０２４年９月25日、定期接種が始まる６日前のことだった。

その後、同年10月８日に開催されたコスタイベのメディアイベントで、小林社長は法的措置の相手を「ｍＲＮＡワクチン中止を求める国民連合」代表の後藤均氏と副代表の村上康文氏、代表賛同者の我那覇真子氏、そして「日本看護倫理学会」理事長の前田樹海氏であると明かした（ミクスOnline「Meiji Seikaファルマ・小林社長　コスタイベで非科学的主張繰り返す2団体に法的措置へ『看過できない』」2024年10月9日）。

小林大吉郎社長は、この2団体を法的措置の対象とした理由について「コスタイベに代表されるレプリコンワクチンで非科学的な主張を繰り返し発信し、日本看護倫理学会は各大学の看護部に向けてコスタイベを使わないよう求める活動を行っていることが判明したため」（同前）と述べている。

Meiji Seikaファルマは国民連合に対して、「コスタイベに関する非科学的な根拠に基づく一方的な内容や、Meiji Seikaに関する事実と異なる情報を動画サイトで繰り返し発信していることについて警告書を送付」（同前）したという。

しかし、国民連合からは同社が設定した期限までに回答がなかった。それが、法的措置を公表した理由とみられる。

もう一つの日本看護倫理学会は、同年8月7日に「新型コロナウイルス感染症予防接種に導入されるレプリコンワクチンへの懸念　自分と周りの人々のために」と題する緊急声明を公表していた。

同学会は声明文のなかで、「『自己複製するmRNA』であるために、レプリコンワクチン自体が接種者から非接種者に感染（シェディング）するのではないかとの懸念があります（Seneff & Nigh, 2021）。すなわちそれは、望まない人にワクチンの成分が取り込まれてしまうという倫理的問題をはらんでいます」などと指摘していた。

そして声明文の最後を、次のように締めくくっていた。

「レプリコンワクチンの導入に関してはさらなる研究と長期的な安全性データの収集が必要であり、十分なインフォームドコンセントの確保と、接種に関する勧奨と同調圧力の排除が求められると考えます。われわれは、安全かつ倫理的に適切なワクチンの開発と普及を強く支持するものではありますが、そのいずれも担保されていない現段階において拙速にレプリコンワクチンを導入することには深刻な懸念を表明します」

Meiji Seikaファルマ側にとって「非接種者に感染（シェディング）するのでは

ないかとの懸念」は「非科学的」なのかもしれない。だが、安全性データの収集やインフォームドコンセントの確保、同調圧力の排除等を求めた結論部分は、きわめて真っ当な主張だ。

この声明文は、レプリコンワクチンに反対する人たちによって、X（旧Twitter）などで拡散されていった。医療系の「学会」が出した声明文だけに、そのインパクトは大きかった。

これは、さすがにMeiji Seikaファルマ側も無視できなかったようだ。日本看護倫理学会に対しても、同学会が主張する「レプリコンワクチンにシェディング（＝ワクチン接種者から非接種者への感染）の懸念がある」など複数の項目について、「科学的知見に基づく説明とともに該当箇所の削除を求める要請書を送付した」（同前）という。

さらに同年10月9日、同社は「日本看護倫理学会の声明文に対する当社の見解」とする文書を公表。その冒頭に「事実誤認および科学的知見に基づかない問題提起によって、一般市民の不安を煽ることは、医療に関わる社会的責任を持つ組織としてあってはならないことだと考えております」としたうえで、次のように反論した。

「『コスタイベ』は国内外の臨床試験において合計約18，000人を対象に接種されております。そこで確認された安全性データを基に承認審査されており、当学会が主張するシェディングといわれる事象は確認されておりません」

同学会もMeiji Seikaファルマから要望書が届いたことを認め、同年10月7日付「緊急声明に関するご報告」とする文書で、「国民の命と健康を守る同じ立場として、建設的な対話を通じた対応策を理事会で審議中です」とのコメントを公表している。

小林社長は同年9月25日の記者会見で、「コスタイベの新規性ゆえに一般の人がさまざまな意見や批判をもつことは『むしろ健全なこと』」と話している。

その一方で、同年10月8日の記者会見では、コスタイベの予約受付を開始した医療機関へ電話やSNSを通じた誹謗中傷や脅迫が相次ぎ、診療継続が困難となる事態が発生したことなどについて、

「これらはもう破壊行為。反ワク派（＝反ワクチン派）の言動とは全く関係ない。こういうことが平然と行われていることに、コスタイベの製造販売元として看過で

きない」「破壊活動には毅然と立ち向かわないといけない。日本の公衆衛生における正確な情報提供の土台が崩れると危機感をもっている」

そして、業務妨害行為に加担した人に対しても「製造販売を持つ会社としてきちっと対処していく」と述べたと報じられている（同前）。

要は、レプリコン反対運動の過激化に堪忍袋の緒が切れたということだろう。国民連合や日本看護倫理学会に黙っていられなくなったMeiji Seikaファルマが、ついに「法的措置」を振りかざして、逆襲を始めたのだ。

「法的措置」の予想が的中

Meiji Seikaファルマが名指しで訴えると公表したことについて、村上康文氏は第三章で触れた『週刊新潮』の記事で「ファルマ社の〝法的措置〟も余りに突然のことで、いきなり頭をこん棒でぶん殴られたかのようでした」と語っている。

だが、わたしはMeiji Seikaファルマが法的措置を表明する前から、このままでは国民連合は訴えられるのではないかと懸念していた。レプリコンワクチンや同社に対する言動がいき過ぎて、「誹謗中傷」や「業務妨害」と言われても仕方ないほど過熱していたからだ。

実際、わたしは毎週金曜日に配信しているウェブマガジンで、レプリコン反対運動にのめり込む人たちに対して、「訴えられないように注意すべきだ」と警鐘を鳴らしていた（鳥集徹「#57【レプリコン】伝播を騒ぐのは『悪手』だ～反ワクチン勢力が一網打尽にされないことを祈る～」X（ツイッター）では言えない本音／ウェブマガジン配信サービスfoomii 2024年9月20日）。

少し長いがわたしのウェブマガジンから引用したい。

　レプリコン、レプリコン、レプリコンと、X（旧ツイッター）で連日のようにレプリコンワクチンの伝播を心配する人から「被害があったら責任とれるのか」などと絡まれるので、そういう人たちに無料部分で先に伝えておきたい。

「訴えられないように、十分注意してください」

　あとさきのことを考えずに「伝播がある」という前提で騒ぎ過ぎると、後で大きなしっぺ返しを食らうかもしれない。だからわたしは、「伝播は極めて考えにくいという研究者がいる」「伝播が科学的に証明できなかった時のことも想像すべきだ」とXで警鐘を鳴らしてきた。

だが、具体的に書かないと意味が伝わりづらいようなので、あらためてここでしっかりと書いておきたい。わたしが想像すべきと言っているのは、「訴訟リスク」なのだ。あまりやり過ぎると、Meiji Seikaファルマから裁判を起こされかねない。

とくに被告となるリスクの高いのが、レプリコン伝播の理論的支柱や反レプリコン運動のリーダー格になっているインフルエンサーたちだ。彼らが伝播の恐怖を扇動し、それに乗せられる人たちが増えて、運動の成果が出れば出るほど、巨額の損害賠償を負わされる危険性が増していく。

そうしたことまで想像して、反対運動をやっているだろうか。「訴えられるのも覚悟の上だ。人が死ぬかもしれないのに、黙ってなんていられるか!」とまで言うなら止めはしないが、訴訟が起こってもマスコミはまず味方にはなってくれない。むしろ「反ワクチン」のトンデモの実例として報道されるだろう。そして、社会からの孤立を深めていくだけだ。そうなったら、レプリコン伝播の扇動を諌めてきた我々にも被害が及ぶ。

とにかく、反レプリコン運動にのめり込んでいる人たちに言いたいのは、対立している側の立場になって、自分たちを眺めてみたほうがいいということだ。レプリコンワクチン「コスタイベ」を販売するMeiji Seikaファルマの社長はじめ明治グループの幹部たちがどう思っているか。きっと、反レプリコン運動を苦々しく見ているに違いない。

このように予測していたとはいえ、この記事を配信してからわずか5日後にMeiji Seikaファルマが本当に法的措置を公表するとまでは思っていなかった。結果的にそのとおりになっただけでなく、「レプリコン伝播の理論的支柱や反レプリコン運動のリーダー格になっているインフルエンサーたちが被告となるリスクが高い」という予想まで当たっていたことに、自分自身としても驚いた。

そのせいか、Xではわたしが「Meiji Seikaファルマと内通しているのではないか」というデマが流れ、「同社の訴訟を手伝っているのでは」といった妄想まで流された。だがここで再度断言しておきたいが、わたしは同社の幹部らと一切連絡を取ったことはないし、ましてや金銭のやり取りなども一切ない。

ではなぜ、訴訟沙汰になることが予測できたのか。わたしは『週刊朝日』や『週刊文春』に寄稿してきた経歴があり、時には医師や政治家の不正を告発する記事も書いてきたからだ。

そういった記事を書く際、我々書き手や編集者は「訴訟リスク」を常に念頭に置いている。裁判になって負けてしまうと賠償金を取られてしまうだけでなく、弁護士との打ち合わせ、文書作成、出廷などに時間を取られ、余計な仕事が増えてしまうからだ。訴えられると本来の仕事に支障を来す。いいことはほとんどない。

もちろん訴訟リスクがあったとしても闘わねばならない場合はある。また、時に売上げ重視で、あえてリスクを冒す週刊誌もある。だが、裁判などしないに越したことはないのだから、どう書けば訴訟リスクを避けられ、裁判されても負けないのか、プロのライターや編集者は知っておく必要があるのだ。

その立場と経験をもつわたしから見て、国民連合から発信される内容は、きわめて危ういものだった。Meiji Seikaファルマが法的措置に動いたのは、国民連合が「訴訟リスク」に関して、まったく無頓着だったために招いた事態だと言わざるを得ない。

では、国民連合の発信のどこに法的な問題があったのか。それを知るためにも、どのような場合に名誉棄損が成立するのか、そしてどのような批判の仕方であれば違法性が阻却されるのかを理解しておく必要がある。まずは、それについて確認しておきたい。

名誉棄損の成立要件とは？

民事上の名誉棄損の成立要件は、弁護士が監修するサイトで以下のように解説されている（以下、ネット被害・IT法務解決ガイド「名誉棄損の成立要件　慰謝料の相場は？　名誉棄損にならないケースも」更新日2024年6月18日〈監修者ア

トム法律事務所代表弁護士岡野武志〉より引用抜粋）

公然性：不特定または多数の者によって認識される状態であること
事実摘示性：事実を摘示していること
名誉毀損性：人の社会的評価を低下させるような内容であること

「公然性」とは、「不特定または多数の者によって認識される状態であること」だ。国民連合のXへの投稿や動画などでの発信、日本看護倫理学会の声明文等は、間違いなく公然性があった。

次の「事実適示性」は、「具体的な事実を適示していること」を言う。たとえば今回、Meiji Seikaファルマが「コスタイベの誤った情報」として問題視しているのは、国民連合から発信されてきた以下のような発信だ（ミクスOnline、2024年9月26日付前掲記事を参照）。

1．レプリコンのｍＲＮＡが増殖し続ける（いわゆる「無限増殖」の問題）
2．接種した人の呼気や汗から伝播し悪影響を与える（いわゆる「個体間伝播」の問題）
3．人間の遺伝情報や遺伝機構に影響を及ぼす（いわゆる「ＤＮＡ混入」問題）
4．ＩｇＧ４抗体を増加させ、かえって免疫力を弱める
5．海外で未認可のワクチンを、日本だけが承認したのは問題だ

なお、ここで押さえておくべきなのは、名誉棄損の要件として「書かれている内容が嘘でも、本当のことでも関係ありません」とされていることだ。つまり、本当のことであったとしても、その人や組織の評価を落とすような悪口を公然と広めれば名誉棄損は成立する可能性がある。

そして三つ目の「名誉棄損性」は「人の社会的評価を低下させるような内容であること」だ。具体的には、「犯罪行為を行ったと誹謗中傷したり、社会的に評価を低下させるような噂を流したりすることが該当します」と解説されている。

つまり、今回のレプリコン騒動が実際に裁判になった場合には、Meiji Seikaファルマ側は後藤氏や村上氏が代表・副代表を務める団体が、上記5点のような「誤った情報」を流したことで、「社会的評価が低下した」と主張することになるわけだ。国民連合の発信や活動によってMeiji Seikaファルマの社会的評価が低下したことは、否定できないだろう。実際にレプリコンの個体間伝播を恐れる人が増えて、接種者の受診拒否を表明するクリニックや入店拒否をするヘアサロン等の店舗が多数現れた。

また、国民連合のメンバーが同社の本社前で街宣を行い、明治製菓のお菓子の不買運動を呼びかける人もいた。さらには「レプリコンを接種する」とニュースで報じられたクリニックに、クレームの電話が殺到したことも伝えられた。

これらのすべてが国民連合のせいではないにしても、その発信や活動が多大な影響を与えたのは間違いない。実際、国民連合の広報サポーターで、主要な運営メンバーである華氏自身が、2024年10月4日に次のような投稿をXにしている。

「レプ採用の病院はほぼゼロ。国民の声や草の根活動が、政府や製薬会社の横暴に勝利しています」

「美容院、整体、各種サロン、歯科、クリニックなど、接客業者が続々とレプリコン接種者の受け入れを拒否。（中略）従業員の身を守らねば」

華氏は、「国民の声や草の根活動が、政府や製薬会社の横暴に勝利しています」と書いている。これでは国民連合がMeiji Seikaファルマの社会的評価を落とし、それによって損害を与えたことを自ら進んで証言しているようなものだ。

このようにMeiji Seikaファルマ側は、「社会的評価を低下させられた」という材料に事欠かないのだ。残念ながら国民連合の発信や活動は十分に名誉棄損の要件を満たしており、後藤氏や村上氏は非常に不利な立場にあるとわたしは考える。

「真実性の証明」がハードルになる

ただし、裁判になれば「絶対に負ける」とも断言できない。「事実の公共性」「目的の公益性」「真実性の証明」を満たしていれば、名誉棄損の違法性が阻却される可能性があるからだ（同前サイト）。

「事実の公共性」とは、「摘示した事実が公共の利害に関する事実であること」を意味する。レプリコンワクチンのリスクを問うことは十分に「公共の利害に関する事実」と言えるだろう。したがって、これはクリアできそうだ。

次の「目的の公益性」はどうだろう。「事実摘示の目的がもっぱら公益を図るもの」であり、その「主たる目的が金銭を得るためや、恨みを晴らすため」ではないことを意味する。これも、今回はレプリコンワクチンを止めることが目的で、金銭目的や怨恨ではないと主張することはできるかもしれない。

ただ、三つ目の「真実性の証明」はどうだろうか。これは「摘示した事実の主要・重要な部分について合理的な疑いを入れない程度に真実であることを証明すること」を意味する。果たして国民連合が発信してきたことが、真実であったと証明できるだろうか。

たとえば第一章でも触れたとおり、国民連合が２０２４年8月21日に発信した動画の中で、分子生物学者の荒川央氏はこう「断言」していた。

「レプリコンワクチンは増殖の過程で変異します。レプリコンワクチンとエクソソームの組み合わせはウイルスのようなもので、細胞から細胞へ、ヒトからヒトへ、ワクチンが感染できる作用機序があります」
「最悪のケースとしては、日本を感染性遺伝子製剤で汚染するバイオハザードが想定されます」

荒川氏や村上氏が引用していた論文によって、「細胞から細胞へ」感染することは裁判所に認められるかもしれない。だが、「ヒトからヒト」へ個体間伝播することは、科学的に十分に証明されているとは言えない。

また、最悪のケースとして「バイオハザード」が想定されるとまで言っているが、現実として、治験で約1万6000人が接種したベトナムでは、バイオハザードが起こったことは報告されていない。

日本国内でも定期接種が始まり、数万人程度レプリコンワクチンを接種した人がいると見込まれるが、個体間伝播による被害は公に報告されておらず、数カ月たった今も何事もないかのように日常生活が続いている。

村上氏も外国特派員協会などで、「インバウンドが減ってしまうだとか、日本の製品の輸入をやめようというふうな話までいく可能性がある」などと発言していたが、定期接種が始まった後も、相変わらず外国人観光客は大挙して日本に訪れている。

このように国民連合は、本当に起こるかどうかわからないことを不特定多数に拡散した。しかも、これらは博士号を持った研究者の発言だ。真実味を持って受け止めた人たちも多いだろう。

果たしてこうした国民連合からの発信が、裁判所から「事実の公共性」や「目的の公益性」があり、なにより「真実性がある」と認められるだろうか。科学的にも現実にも根拠に乏しい話で人々を脅し、ただただレプリコンワクチンの危険性を印象付けようとしたとしか、裁判官には受け取られないのではなかろうか。

3つの医学会と国が「シェディング(個体間伝播)はない」と断言

裁判になった場合に、国民連合や日本看護倫理学会が不利な立場に追い込まれると予想される材料はほかにもある。Meiji Seikaファルマが独断で「法的措置をとる」と公表したとは考えにくいことだ。

同社は政府・厚生労働省や医学医療界と相談・連携しながら動いているとみるべきだ。なぜなら、製薬は国の許認可事業であり、なかでもワクチン推進は国策だからだ。感染症やがん等の難病治療に応用できる可能性のあるｍＲＮＡワクチンおよびレプリコンワクチンの技術を守るためにも、政府・厚労省、医学医療界、そして製薬業界は足並みを揃えて同社をバックアップするだろう。

実際に２０２４年10月17日付で、日本感染症学会、日本呼吸器学会、日本ワクチン学会が連名で、「２０２４年度の新型コロナワクチン定期接種に関する見解」を公表し、そのなかで次のように「断言」した。


なお、自己増幅されるのはスパイクタンパク質のｍＲＮＡだけであり、感染力のあるウイルスや複製可能なベクターはコスタイベに含まれていません。また、被接種者が周囲の人に感染させるリスク（シェディング）はありません。

厚労省もホームページに掲載されている「新型コロナワクチンQ&A」で、すでに次の見解を示している。

レプリコンワクチン接種後の細胞内におけるmRNAの増幅は一時的なものであり、無限にウイルスのタンパク質が作られることはありません。

また、現在、色々な国で、新型コロナワクチンのレプリコンワクチンを含め、様々な疾患を対象としたレプリコンワクチンの開発が進められていますが、これまでに、レプリコンワクチンを受けた方から他の方にワクチンの成分が伝播するという科学的知見はありません。

3つの医学会と国が「シェディング（個体間伝播）はない」と断言した意味はかなり大きい。裁判になった場合には、この事実がMeiji Seikaファルマにとって最強の武器になるだろう。

国民連合側が、個体間伝播が「理論的に」あり得るとどんなに主張しても、国、医学会、製薬業界は「そのような科学的な知見は得られていない」と言い切って、総力で否定しにかかるはずだ。

そのどちらが科学的に正しいかは、裁判では別問題だ。あくまで裁判官を納得させた側の勝ちとなる。わたしは医療事故裁判もいくつか取材した経験があるが、原告側と被告側の主張が対立した場合には、裁判官は学会の「権威」の意見を採用する傾向が強い。

国民連合を支持するなかには、Xに「これで医学論争ができる」と、逆に裁判を歓迎するかのような投稿をする人がいた。だが、「個体間伝播があるかどうか」という医学論争にすら持ち込めないまま、国民連合や日本看護倫理学会は負けてしまう可能性がある。

もちろん、繰り返しになるが、「裁判に絶対に負ける」とは断言できない。だが、もし国民連合と日本看護倫理学会が負けてしまったら、法的に個体間伝播は「デマ」だと認定されることになる。そして、次章で詳述するが、ワクチン推進派の「反ワクチン叩き」や政府の「言論封殺」に大いに利用されるだろう。

わたしはそれを一番危惧している。こうした事態を避けるためにも、国民連合の人たちには根拠に乏しいいき過ぎた主張は極力抑え、恐怖や不安を煽って過激な言動を誘発しないよう注意してほしかった。

衆議院議員・原口一博氏が「法的措置」の対象となった理由

そして、事態はさらに深刻になっていった。

国民連合に関わってきた衆議院議員の原口一博氏まで、Meiji Seikaファルマから法的措置をとると名指しされたのだ。

第一報を報じたのは、医薬業界向けニュースサイト「ミクスOnline」だった。2024年10月25日、「Meiji Seikaファルマ（以下、明治）が、立憲民主党衆議院議員の原口一博氏を名誉棄損で訴える方針を固めた」という記事を掲載した。

そして、衆院選翌日の同年10月28日には共同通信も提訴を報じ、産経新聞、東京新聞、地方紙等が配信記事を転載した。選挙に出馬していた原口氏の妨害にならないよう、投票日翌日まで待って記事にしたのだろう。

「ミクスOnline」の記事によると、原口氏は選挙前からレプリコンワクチンについて「非科学的な主張」を繰り返し、さらに選挙運動用ビラや選挙公報でも同様の記載をしていた。それをMeiji Seikaファルマは「悪意のある名誉棄損にあたると判断した」のだという。

実際に原口氏はどのようなことを発信していたのか。「日本復興！ 命を守る！」という惹句が目立つ、原口氏の今回の選挙公報を確認してみた。「①日本独立」「②日本復興」「③日本救世」という3つの項目があり、そのうちの「③日本救世」に、次のような文章が載っていた。

今、原因不明の超過死亡が増えています。10月1日から高齢者への定期接種が開始される「レプリコンワクチン」という遺伝子製剤が認可されました。この「レプリコン」は「複製」という意味で、打てば勝手に増えていく、自己増殖型のワクチンです。治験をしたアメリカでもベトナムでも認可されていない未知のワクチンが日本にだけ認可されるということは、まさにモルモットにされている、といっても過言ではありません。ワクチンを3回以上打っている国も日本だけ。わたしたちはいい加減なワクチン接種に反対します！

「ワクチンを3回以上打っている国も日本だけ」と断言できるかどうか疑問だが、それ以外は原口氏の書いていることが、それほど間違っているとはわたしも思わない。

ただ、同年10月31日の「ABEMA Times」の報道によると、原口氏は動画配信でレプリコンワクチンについて「生物兵器」「3発目の原爆」などと繰り返し表現し、SNSでもそれを拡散したと報じられている。

これに対してMeiji Seikaファルマは、「立憲民主党に相談するとともに10月初旬に警告書を送付したが、選挙活動中も改善が見られなかった」と主張している（ABEMA Times「誹謗中傷相次ぐMeiji Seikaファルマに取材　提訴対象は立憲・原口一博氏のほかに『医療専門家なども検討』　本社への〝嫌がらせ〟画像を公開」2024年10月31日）。

レプリコンワクチンで個体間伝播が起こる可能性があり、これを止めなくては危ないと強く考えたからこそ、原口氏は「生物兵器」や「3発目の原爆」といった過激な表現を拡散したのだろう。

だが、個体間伝播による健康被害が広がるかどうか、ましてやレプリコンワクチンによって原爆並みの死者が出るかどうかは不明な段階で、ここまで過激な発信をするのは、原口氏が大きな発信力を持つ国会議員であることを踏まえると、やはり軽率だったと言わざるを得ない。

そして、原口氏に影響を与えた国民連合の幹部たちの責任も大きい。原口氏は国会でコロナワクチンに反対する論陣を張るにしても、このような過激な主張を吹聴する人たちをブレーンにするべきではなかった。

国民連合による情報発信の問題点

村上氏は2024年8月23日の外国特派員協会の会見で、個体間伝播に関する主張について、次のように語っていた。

宮沢先生（筆者注・宮沢孝幸氏）が我々のことをどう主張されてるかというと、我々（筆者注・村上氏らのこと）は「ヒトからヒトに間違いなく広がると言っている」と言ってるんです。我々の主張は「製薬会社はヒトからヒトに広がらないという証明をしていないし、それが行われるまでは接種してはいけない」と言ってるんですね。

それがわかりますよね。万一それが起きたら大変なことになってしまうわけです。ですから我々がどう主張しているかに関しては少し誤解されているように思います。我々は今現在、ヒトからヒトに広がっているとは一言も言っていなくて、こういうリスクがあると言ってるわけです。

薬害はもちろん医学もそうなんですけれども、薬害のベースはですね、想定されるリスクが薬だとかワクチンにあったならば、前もってなくしてからヒトに投与するというのが、原則なんです。ですから我々はそのリスクにしたがって行動をしておりますので、重要なことはリスクをなくすということだと思います。ましてや健康な人に打つものですから、そのリスクをなくすまでは、ヒトに接種してはいけないということだと思うです。

だから一部だけ切り取られてですね、ちょっとそう言われるとですね、私も心外でありまして、だから私は今日の発表でもね、ヒトからヒトに広がる可能性はあるので、製薬会社はそれを否定すべきだと言ってるんです。ずっとね。

個体間伝播が理論的に考えられる以上、それを否定するのは製薬会社の義務であり、それが証明されるまでレプリコンワクチンは使うべきではないという村上氏の主張は傾聴に値する。国民連合を批判するとしても、そこは誤解すべきではないだろう。

ただし、「宮沢先生が我々のことをどう主張されてるかというと、我々は『ヒトからヒトに間違いなく広がると言っている』と言ってるんです」という認識は間違っている。宮沢氏は、村上氏や荒川氏の言うような個体間伝播のリスクは、確率的に考えにくいのではないかと指摘している。

そして宮沢氏は2024年12月5日、Xに「レプリコンで動物も含めて日本滅亡とか、入出国できなくなるとか、株価暴落するとかに対して、それはない、そう言う反対の仕方はおかしいと言って諌めたのです」と投稿している。この宮沢氏の投稿に、わたしも全面的に賛成だ。

本当に起こるかどうかわからないことで、一般の人たちを脅すようなことをしていたら、法的措置をされたとしても致し方ないのではないか。

Meiji Seikaファルマが訴訟に踏み切ったことに対して、レプリコン反対運動を行ってきた人たちのなかで、「大企業による言論封殺だ」「むしろ訴訟されたのはチャンスだ」「これで医学論争に持ち込める」といった投稿がXで目についた。だが、そのような捉え方にも、わたしは違和感を覚える。

たしかに、企業が自らに向けられた批判を封じようと法的手段に出るのは異例なことだ。社会に対して圧倒的に大きな影響力をもつ組織が、市民団体や学術団体に所属する個人に対して実力行使に出るようなことは、極力慎むべきであるとわたしも思う。

とくに、その内容が人命や不正に関わる批判であった場合には、健全な市民生活の維持に大きな責任を負う企業は真正面からその批判に答えるべきだ。

国民連合の「個体間伝播のリスクがあるのではないか」「ｍＲＮＡが増殖し続けるのではないか」といった指摘も理論的にはあり得る限り、科学的に荒唐無稽とは言い切れない。これについて企業側も承認した政府も頭から否定するのではなく、ほんとうにリスクがないと断言できるのか、誠実に答えるべきだ。

ただ一方で、「法律上の争いが生じたとき、私人が自己の権利や利益を守るため裁判所に訴えて、裁判によりその争いを解決してもらう」権利、すなわち「裁判を受ける権利」は、憲法第32条で保障されている基本的人権の一つだ（引用は「コトバンク」より）。もちろん企業にも、その権利がある。

そして大企業だからといって、市民が何をしてもいいわけではない。たとえば、「あの会社のカップ麺を食べたらがんになる」というデマをＳＮＳで拡散され、それによって売上げが大幅に減少してしまったら、食品メーカー側としても、黙っていられないだろう。デマを流した個人を告発したり訴えたりする権利は当然にある。

もし「がんになる」ことが真実性の高い事実であるならば正当な批判であり、それを法的手段によって封じようとするのは倫理的にも許されない。だが、「がんになる」根拠が不十分であるにもかかわらず、あたかも真実性の高い事実であるかのように流布してしまったら、その商品の売上げに関わることであり、大問題だ。

とくに、博士号の肩書を持つ研究者や国民の代表である国会議員の発言は重い。科学的に言えるところまで発言して、それに対して対策を求めたり警鐘を鳴らしたりするまではいいが、製品を使わせないために根拠が不十分なことを流布して、人々を脅かすようなことをするのは、明らかに「ルール違反」だとわたしは思う。

憲法第21条で「表現の自由」が保障されているとはいえ、それは「何を言ってもいい」ことを意味しない。名誉棄損や侮辱などの違法行為は、法治国家である我が国では許されていないのだ。ボクシングをするにしても下半身は狙ってはいけない。そういったことと同じだ。

果たして裁判になったとき、国民連合の発信がルールに則ったものだったと認められるか、それともラフプレーとジャッジされるのか。

2024年9月25日にMeiji Seikaファルマ社長の小林氏が法的措置を明言したが、国民連合側は「提訴された事実はない」と発信してきた。まだ訴状が届いていなかったのだろう。果たして本当に裁判所に訴訟が提起され、法廷闘争となるのか。

同年12月19日、わたしがMeiji Seikaファルマの広報に問い合わせしたところ、「法的措置については準備中としかお答えできない」との回答だった。また、「後藤氏や村上氏も含め、誰とは明言してこなかった。相手についても検討中」とのことだった。

もし実際に訴訟が提起された場合には、後藤氏、村上氏、我那覇氏にとどまらず、国民連合のほかの幹部も被告になり得るのではないか。そのような含みを持たせた回答であるとわたしは受け止めた。

【追補②】原口氏「提訴」のゆくえ

2024年12月27日、Meiji Seikaファルマの小林大吉郎代表取締役社長と弁護士3人が記者会見を開き、立憲民主党衆議院議員の原口一博氏が、X（旧Twitter）

や動画などで同社のレプリコンワクチン「コスタイベ」をめぐり誹謗中傷を繰り返しているとして、名誉棄損で東京地裁に提訴したと発表した。

記者会見によると、同社がとくに問題視しているのは、次の3点だ（ミクスOnline「Meiji Seikaファルマ　原口一博議員を提訴『731部隊』、コスタイベを『生物兵器』と繰り返し誹謗中傷」2024年12月25日）

1. Meiji Seikaファルマを「731部隊」にたとえたこと
2. コスタイベのことを「3発目の原爆」や「生物兵器」などとなぞらえたこと
3. コスタイベの臨床試験を「殺人に近い行為」と繰り返し表現・発言していること

731部隊とは、第二次世界大戦中に大日本帝国陸軍に存在した「関東軍給水防疫部」の通称で、指揮官であった石井四郎をはじめとする軍医・研究者たちが捕虜を使って人体実験を行い、生物兵器の実験的使用も行ったとされる。

敗戦後、彼らはアメリカに研究資料を提供する見返りとして戦争責任を免れた。そして、同部隊に所属していた医師たちのなかには国立感染症研究所の歴代所長を務めた者や、薬害エイズ事件を引き起こした非加熱血液製剤の製造元ミドリ十字社の設立に関与した者もいた。

原口氏は、このようないわくつきの歴史を持っている731部隊に、Meiji Seika ファルマをなぞらえたわけだ。小林社長は「社会的に新型コロナワクチンに対していろいろな考え方があることは理解できる」とする一方で、原口議員の発言に対して、会見で何度も何度も「意見や論評を超えた誹謗中傷だ」と強調していた。

原口氏の裁判でレプリコンワクチンの安全性が問われると期待している向きもあるが、そのような医学論争にはならず、「表現が名誉棄損に当たるかどうかが争点となる」ことを、我々は理解する必要がある。

そして、原口氏が誹謗中傷したために、同社やコスタイベを接種する医療機関に抗議の電話が多数かかるなどして販売が妨害されてしまい、当初105億円を見込んでいたコスタイベの売上げが、わずか3億7000万円になってしまった。そのうち55億円の利益が原口氏の名誉棄損によって失われたと同社は主張している。

つまり、「コスタイベが売れなかったのは、原口氏の誹謗中傷や反ワクチンのせいだ」としているわけだ。その損害の一部にあたる1000万円の賠償を原口氏に求めるというのが、今回の訴訟におけるMeiji Seikaファルマ側の筋立てだ。

Xではレプリコンに反対する人たちの間で、Meiji Seikaファルマを非難し、原口氏を応援すると意気込む投稿が多く見られた。これから原口氏を支援する組織ができるかもしれない。わたしは、そのこと自体を批判するつもりはない。

ただ、原口氏を応援する人たちに言いたいのは、「相手に揚げ足を取られないためには、どこまでなら法的に許されるのか。そして社会に理解と共感を広げるにはどのような言論活動をすべきなのか」を、この裁判を通じてぜひとも学んでほしいということだ。

そして、原口氏の裁判ばかりに夢中になって、コロナワクチンの薬害被害者を置き去りにしないでほしい。コロナワクチンに反対する勢力が、Meiji Seikaファルマと原口氏との法廷闘争ばかりに目を向けることで笑うのは誰か。それは、コロナワクチンの薬害の責任を負うべき政治家、政府・厚労省、医学医療界、そしてファイザーやモデルナだ。

レプリコン騒動が勃発して以来、こうした「本丸」に対しての責任追及が、まったく疎かになってきた。それが、わたしが本書を執筆した大きな理由の一つだ。

Meiji Seikaファルマがどのような動きを見せるのか。今後の法的措置のゆくえが注目される。

第六章　反対運動の「副作用」

出荷見込みは当初の「半分以下」

「厳しい状況になっている」

２０２４年11月11日、Meiji Seikaファルマの持ち株会社である明治ホールディングス（以下、明治ＨＤ）が、２０２４年度第２四半期決算説明会を開いた。そのなかで同社の川村和夫代表取締役社長ＣＥＯが、同社のレプリコンワクチン「コスタイベ」の販売が苦戦を強いられていることを明かした。

政府は同年10月からの定期接種におけるコロナワクチン供給量を全体で約３２２４万回分としており、うちコスタイベは約４２７万回分を見込んでいた。

しかし、川村社長はコスタイベについて「当初の出荷見込みに関して半分以下に見直し、（目標とする）売上高、営業利益ともに減額する」と述べた（医薬経済社の業界紙『ＲＩＳＦＡＸ』「明治ＨＤ『コスタイベ』、計画を見直し　川村社長　コロナワクチンの接種状況が半分、達成『きびしい』」２０２４年11月12日）。

その第一の理由として川村社長が挙げたのが、「コロナに対する恐怖感が市中で下がっている。接種する人がかなり減っている」ことだった。

実際に、定期接種化してからコロナワクチンを接種する人はかなり減っている。翌11月12日に行われた政府の閣議後記者会見で、福岡資磨厚生労働大臣が新型コロナワクチンの医療機関への納入量が11月８日時点で計４５７万回分にとどまっていることを明かしている。

すなわち、当初の供給見通し（３２２４万回分）に対して、約14％しか納入されていないことになる。定期接種の主な対象である65歳以上の高齢者だけで約３６２５万人いるので、対象者を母数として接種率を計算すれば１割ほどとなるだろう。

コロナワクチンを打つ人が減ったのは、定期接種になって「無料」だったものが原則「有料」になったことが大きいと思われる。しかし、それだけでなく、何度打ってもコロナの流行が終わらず、感染予防効果に乏しいことがわかり、多くの人に見限られたのではないだろうか。

健康被害を受けた人が少なくないことも、新聞、テレビ、SNS、口コミなどを通じて広まり、かなりの人が知るところとなった。コロナワクチンの安全性に疑問をもつ人が増えたことも大きいだろう。

コロナワクチン全体の接種意欲が下がった影響を、新規参入組のコスタイベも受けたのだ。もし参入時期が1～2年早ければ、もっと売れたかもしれない。

ただ、川村社長はほかにも理由があると明かした。「反ワクチンの動きも接種率に影響している」と記者会見で述べたのだ。

決算資料に「反ワクチン派の存在が販売不振の要因」

明治HDは、株主向けにも同じ説明をしている。同社の決算説明資料にも、コスタイベの計画を見直す理由として「反ワクチンの動きによるワクチン接種率への影響」と明記されている（「2024年度　第2四半期（中間期）決算説明資料」2024年11月11日）。

さらに、「『コスタイベ筋注用』がその新規性ゆえに置かれている状況」として、次のようなことも書かれている。

・反ワクチン派の事実に反する非科学的な主張
例：投与後にmＲＮＡワクチンが増殖し続ける、呼気や汗から伝播する「シェディング」、海外で未認可なため安全性に問題があるのではないか
・医療機関に対しても誹謗中傷・脅迫が相次ぎ、診療継続が困難なケースも発生

要はコスタイベの販売が苦戦を強いられているのは、コロナワクチン全体の接種意欲が落ちただけでなく、「反ワクチン派の非科学的な主張や反社会的な活動で、コスタイベが避けられたせいだ」としているのだ。

たしかに、コスタイベが売れない理由の一つに、国民連合を発信源とするレプリコン反対運動があるのは否定できない。さらに、それがコスタイベだけでなく、コロナワクチン全体の接種率の低下に一定の影響を与えた可能性もある。

だが、わたしはコスタイベが売れない主因はほかにあると考えている。なぜなら、定期接種が始まる1カ月ほど前から、すでに「コスタイベの注文が取れない」という情報を業界関係者から聞いていたからだ。

これについてわたしはウェブマガジンに、「#56【レプリコン】売れてないってよ～誤った現状認識は真っ当な反対運動の足かせになる～」という記事を書き、9月中旬に配信している（鳥集 徹「X（ツイッター）では言えない本音」foomii 2024年9月13日）。

なぜコスタイベは売れないのか。それは、この商品に大きな「欠点」があるからだ。

コスタイベは使用する前に溶解・希釈が必要だ。しかも希釈後は1バイアルあたり16回分を6時間以内に使い切らなくてはならない（バイアル＝注射剤を入れる密封容器）。

医療機関でコロナワクチンを接種する場合、都合よく6時間以内に16人まとまってコスタイベの接種希望者が受診すればいいが、そうでない場合には、使い切れなかった余り分は廃棄しなくてはならない。

そのためコスタイベを仕入れても医療機関が損してしまう可能性が高く、敬遠されたのだ。それが、ファイザーやモデルナのワクチンに比べて、コスタイベの販売が伸び悩んだ一番の原因だと言われている。

ところが、明治HDの川村社長もMeiji Seikaファルマの小林社長も、会見やインタビューで、この「欠点」には一切触れていない。それはそうだろう、自社製品の欠点を進んで明かすセールスマンはいない。

その代わり、コスタイベが売れていない理由を「反ワクチン」に押し付けたのだ。なぜ、そんなことをしたのか。一つは、株主に対して製品の欠点のせいではないとアピールしたかったからではないか。

もう一つは、「訴訟対策」の可能性だ。裁判になった場合に、「コスタイベが販売不振に陥ったのは、反ワクチン運動が原因だ」と主張すれば、国民連合による名誉棄損で損害が発生したことを立証しやすくなるからだ。

Xでは決算説明資料を引用し、コスタイベの販売不振をレプリコン反対運動の成果であるかのように投稿する人たちもいた。だが、むしろコスタイベの販売不振の理由を反ワクチン運動に押し付けたほうが、明治側としても「得」なのだ。

それが、明治ＨＤが記者会見や決算説明資料で「反ワクチンのせいだ」と、わざわざ明示した理由だとわたしは推測している。

圧倒的シェア獲得を目指す「ファイザー」

レプリコン反対運動が騒ぎになったために、コスタイベの販売不振ばかりに目が行きがちだが、定期接種で圧倒的なシェアを獲ったとみられるのは、実はファイザーのｍＲＮＡワクチン「コミナティ」だ。

ファイザーは定期接種をにらんで、事前に医療機関に対して強力な販売攻勢をかけていた。２０２４年7月19日、医薬経済社『ＲＩＳＦＡＸ』に、こんなタイトルの記事が載っている（記事の閲覧は有料会員限定）。

「ファイザー『巨額目標』達成に向け猛進　コロナワクチン　返品ありきで〝詰め込み〟、定期接種見据え陣地確保」

記事によると、ファイザーの社内外では同社のコミナティを「1680億円売る」という目標数値が飛び交っていたという。1680億円というのは、国内トップ製品の「キイトルーダ」（筆者注・がんの免疫チェックポイント阻害薬。MSD社製）の年間1648億円を凌ぐ巨額の売上げだ。

それを実現するために、ファイザーは任意接種向けの一般流通を始めた2024年5月以降、卸と組んで返品ありきの詰め込み販売を積極的に推進。「他社を寄せ付けない圧倒的なシェア獲得を狙っている」と記事には書かれている。

その売上げ目標を達成するために、ファイザーが満を持して2024年5月に投入したのが、注射器のような形をした、コミナティの「シリンジタイプ」だった。従来製品は希釈が必要で、1バイアルあたり6回分を取る仕様となっていた。しかし、シリンジタイプは希釈が不要なうえに、そのまま注射針をつけて患者に接種することができるので、とても使い勝手がいいのだ。

それに、これを使えば無駄が出ず、医療機関側が損をすることもない。そのおかげで、とくに個別の接種患者に対応するクリニックで、コミナティのシリンジタイプが好んで採用されたと聞いている。

国民連合が猛烈な「レプリコンワクチン反対運動」を展開している間に、ファイザーは着々と医療現場に地歩を固めていたのである。ファイザーの幹部たちは、国民連合が批判の矛先をMeiji Seikaファルマばかりに向けていたことを、むしろ笑って見ていたはずだ。

自分たちの「敵」であるはずの反ワクチン派が、ライバルメーカーを率先して蹴落としてくれていたのだ。ファイザーにとって、こんな「願ったり叶ったり」のことはなかったにちがいない。

さらに言えば、国民連合はMeiji Seikaファルマ本社の前では頻繁に街宣を行ったが、ホームページでの活動報告を見る限り、なぜかファイザーやモデルナの支社の前では街宣を行った様子がなかった。

両社に対して「街宣をかけるべきだった」という意味ではない。そうではなく、まだ本格的にレプリコンワクチンを実践投入すらしていないMeiji Seikaファルマばかりを攻撃する一方で、どうしてファイザーやモデルナはターゲットにしなかったのか、という意味だ。

「mRNAワクチン中止を求める」とまで会の名称に付けておきながら、なぜかその最大の製造販売元であるファイザーや二番手メーカーであるモデルナのことは、ほとんど放置してきたのだ。

コロナワクチン死亡事例の99・8%がファイザー、モデルナ

コロナワクチンは、これまでに総接種回数が4億3000万回を超えている。そして、接種後の副反応疑い報告は3万7555件、うち重症例は9325件、死亡事例は2262件にも達している（2024年8月4日公表分まで）。

この死亡事例の87・9%（1989件）をファイザーの「コミナティ」、11・9%（269件）をモデルナの「スパイクバックス」が占めている。つまり、報告されている死亡事例の99・8%が両社の製品の接種後に起こっているのだ。

にもかかわらず、なぜか国民連合はファイザーやモデルナが起こした「薬害」にはほとんど目もくれず、いまだに明らかな薬害を起こしていないMeiji Seikaファ

ルマばかりを目の敵にした。あまりに不自然ではないだろうか。

わたしがそのようにXで指摘すると、国民連合を支持する人たちから「レプリコンばかりではない。mRNAワクチンすべてに反対している」という反論があった。たしかに「mRNAワクチン中止を求める国民連合」という名称からすれば、そのとおりなのだろう。

だが、あのチラシや決起集会のタイトル、街宣の様子などを見る限り、国民連合が〝レプリコン反対運動〟に集中していたことは否定できないはずだ。

「レプリコンとMeiji Seikaファルマばかりをターゲットにしたために、ファイザーやモデルナに対する責任追及が疎かになってしまったのではないか」

Xでわたしがそう指摘すると、今度は「個体間伝播の被害が拡大してからでは遅すぎる。だからレプリコンの中止を求めているのだ。誰かが被害を受けるまで騒ぐなと言うのか」といった反論も受けた。

だが、わたしは個体間伝播のリスクを指摘すること自体を問題だとは言っていない。そうではなく、本当に個体間伝播による被害が起こるかどうかわからないのに、

「バイオハザード」「日本封鎖」「3発目の原爆」「731部隊」などと言って、過激な攻撃をするのは「いき過ぎだ」と批判してきたのだ。

レプリコンワクチンによる薬害は顕在化していないが、ファイザーとモデルナのmRNAワクチンで多数の健康被害が起こっているのは誰の目にも明らかだ。そして、自己増幅型とはいえ同じmRNAワクチンである限り、レプリコンワクチンでも同程度の健康被害が起こることは十分予想される。

したがって、「従来のmRNAワクチンによる薬害を無視したまま、新しい機序のレプリコンワクチンを使うべきではない」という主張もできたはずなのだ。

ところが、レプリコン反対運動をしてきた人たちからは、そうした声はほとんど聞こえてこなかった。その代わりに、なぜか本当に起こるかどうかわからない「個体間伝播」のリスクばかりが強調された。

それを指摘すると、今度は「レプリコンの個体間伝播の危険性を伝えることで、コロナワクチンの接種自体をやめる人も増えるはずだ」という反論があった。たしかに国民連合のチラシや動画を見て、今回の定期接種は見送ったという人もいただろう。だが、そのような訴え方にどれくらいの効果があっただろうか。むしろ、ファイザーやモデルナを利することにつながってしまったのではないか。

従来型ｍＲＮＡワクチン「推し」の流れ

というのも、国民連合や原口議員に対する法的措置への動きが報じられて、新聞、テレビ、週刊誌等がレプリコン騒動を取り上げるようになったなかで、コロナワクチンを推奨してきた医師たちから、次のような発言が相次いだからだ。

先行しているｍＲＮＡワクチンには、国内だけでもすでに1億回以上の接種データが積み上がっている。今、レプリコンワクチンを選ぶのは、ベテランのタクシードライバーがたくさんいるのに、わざわざ仮免のドライバーを選ぶようなもの。接種希望者が少なくなるのは仕方ないのではないでしょうか（デイリー新潮「『反ワク団体は〝闇の経済圏〟を形成』レプリコンワクチンを販売する製薬会社が反対運動に真っ向から反論　科学者、医者は対立をどう見ているのか」2

024年11月4日)。

現時点では、ファイザーとモデルナのmRNAワクチン、ノババックスの組み換えたんぱくワクチン、そしてレプリコンワクチンと5種類のものがあり、どのワクチンを受けるのか選べるのですから、ここは冷静に考えたらいいのではないでしょうか。心配であれば、あえてレプリコンワクチンを選ばずに、すでに安全性が明らかになっている従来のmRNAワクチンを選べばいいだけの話です(週プレNEWS「『レプリコンワクチンはシェディングを引き起こす……』。なぜ根拠のないトンデモ説は信じられてしまうのか? 免疫学の第一人者が解説」2024年11月1日)。

まず、接種者の体内で抗体が作られる時間が長続きする点が果たしていいことなのかは、まだ判断できません。逆に抗体が長持ちすることで心筋炎のような自己抗体性の副作用のリスクが高まるといった可能性もあります。そう考えると、すでに世界中で数億人が接種し、副反応に関する大量のデータも蓄積されているモデルナやファイザーのワクチンと比べて、市場に出てから間がないこのワクチンがベターだと考える根拠は乏しい。これは、ワクチンに限らず、すべての医薬品についていえることですが、新薬によほど明確なアドバンテージがない限り、使用実績が多くて副作用リスクのデータも十分にある従来の医薬品を優先して使うのが合理的だと思います。（週プレNEWS「誤情報が拡散するレプリコンワクチン　有効性と安全性は確認されていても、なぜ専門家が『現時点では選択する理由がない』と話すのか」２０２４年11月11日）。

一つ目のコメントは医療のご意見番的な立場で、週刊誌等にしばしばコメントを寄せている医療ガバナンス研究所理事長で医師の上昌広氏。

二つ目はコロナワクチン慎重派の立場から一転、なぜか接種が始まると推進派に転じたことで知られる、著名な免疫学者の宮坂昌之氏（大阪大学免疫学フロンティア研究センター招聘教授）。

そして三つ目は、多くの著書がある著名な感染症内科医で、2020年2月に新型コロナウイルスの集団感染が発生したダイヤモンド・プリンセス号の内情を動画で告発して注目された、神戸大学大学院医学研究科教授・岩田健太郎氏のコメントだ。

いずれも感染症対策やワクチンに関して、医学医療界やマスコミに大きな影響力をもつオピニオンリーダー的存在だが、奇しくもコメントの主旨が似ていないだろうか。そう、3人とも「レプリコンワクチンが心配なら、十分な使用実績がある従来のmRNAワクチンを打てばいい」と言っているのだ。

レプリコン騒動を伝えるニュースのなかで、こうしたコメントを寄せた医師はこの3人だけではない。これは偶然と考えるべきか。それとも裏で何か示し合わせてのことなのか。それはわからない。

だが、いずれにせよこのレプリコン騒動に乗じて、ファイザーとモデルナの従来型mRNAワクチンが、あたかも「安全」で「安心」であるかのように国民に思い込ませる流れがつくられようとしているのだ。

あらためて強調するが、ファイザーやモデルナのワクチンによって、過去のすべてのワクチンを合わせても比較にならないほどの甚大な健康被害の報告や救済の申請があるのは「はじめに」にも書いたとおりだ。にもかかわらず、なぜ彼らはｍＲＮＡワクチンを擁護するようなことを言うのだろうか。

それは、彼らがコロナワクチンの接種を推奨してきたからだろう。自分たちが勧めたワクチンで甚大な健康被害が起こっていることを自ら認めるのは難しい。自分たちの責任から目を逸らさせるためにも、ｍＲＮＡワクチンが安全で安心であるかのように言わざるを得ないのだとわたしは思う。

ただ、それだけが理由ではないかもしれない。というのも、今後、新型コロナウイルス以外のさまざまなウイルスや疾患に対するｍＲＮＡワクチンが次々に登場する予定だからだ。

"国策"ｍＲＮＡワクチン事業を守る「利敵行為」

国立医薬品食品衛生研究所遺伝子医薬部が「臨床開発中もしくは既承認のｍＲＮ

A医薬」の情報を一覧表にまとめ、ホームページにアップしている。

それによると、インフルエンザをはじめ、EBウイルス、水疱帯状疱疹ウイルス、ノロウイルス、エムポックス（サル痘）、RSウイルス（呼吸器合胞体ウイルス）、2型単純ヘルペスウイルスなど、さまざまなウイルスに対するmRNAワクチンが治験中だ。

感染症だけでなく、メラノーマ（悪性黒色腫）、大腸がん、前立腺がん、トリプルネガティブ乳がん、非小細胞肺がん、胃がん、リンパ腫等々のがんや、虚血性血管疾患、自己免疫疾患、糖尿病などに対しても、このmRNAワクチンを応用した治療が開発中だ。

これらのうち、インフルエンザに対するmRNAワクチンは、ファイザーやモデルナのものがすでに治験の最終段階（第Ⅲ相試験）に到達しており、早ければ2025年秋冬シーズンにも使われる可能性がある。

また、mRNAタイプのコロナワクチンとインフルエンザワクチンを混合した「フルロナ混合ワクチン」の開発も進んでおり、来季以降の秋の定期接種の時期に主に高齢者をターゲットとして接種が推進される可能性がある。

国もこうした流れを後押ししてきた経緯がある。たとえば経済産業省は「ワクチンを国内で開発・生産出来る力を持つことは、国民の健康保持への寄与はもとより、外交や安全保障の観点からも極めて重要」として、「ワクチン生産体制強化のためのバイオ医薬品製造拠点等整備事業」の公募を実施してきた。

この事業の令和3年度補正予算分には41件の公募があり、17件約2274億円が採択された。さらに令和4年度第2次補正予算には30件の公募があり、23件約955億円が採択されている。

そして、その採択事業者の一覧には、第一三共、タカラバイオ、富士フイルム富山化学、モデルナ・ジャパン、シオノギファーマなど、mRNAワクチンの開発企業が何社も並んでいる。そのなかにはMeiji Seikaファルマの名前もある。

ちなみに、この補助金でモデルナは、神奈川県藤沢市の湘南アイパークに新ワクチンの研究開発と生産拠点を開設すると発表。2027年の稼働を目指し、新型コロナとインフルエンザの混合ワクチン（フルロナ混合ワクチン）の製造も視野に入れていると報じられている（神奈川新聞「モデルナ、藤沢に新工場開設へ　国内初、27年の稼働目指す　コロナ・インフルの混合ワクチン生産も視野」２０２４年10月17日）。

製薬業界にとってｍＲＮＡワクチンは、国の補助金も投入される「ビッグビジネス」なのだ。そして、政府にとっても巨額の血税を投入する「国策」であり、ｍＲＮＡワクチンの「薬害」を認めて潰されるのは、絶対に許されないことなのだろう。

こうした背景を考えると、レプリコンワクチンは従来のｍＲＮＡワクチンを守るための「捨て石」にされたと言ってもいいかもしれない。

よもや製薬業界や政府に言わされているわけではないだろうが、前述した宮坂氏、上氏、岩田氏のコメントも、「ｍＲＮＡワクチンの技術を守る」という政府や医薬業界の流れに乗ったものと考えれば、理解がしやすくなる。

このようにして、本来は厳しく問われるべきだったファイザーとモデルナの責任から国民の目が逸らされてしまい、それどころか従来型のｍＲＮＡワクチンが「安全」で「安心」であるかのように言われ出しているのだ。

国民連合側からすると、このような流れが生まれたのは意図しなかったことなのかもしれない。だが、レプリコンワクチンの反対運動に集中するあまり、ファイザーやモデルナに対する責任追及が疎かになったのは確かだ。

結果として、国民連合のレプリコン反対運動が「利敵行為」になってしまったのではないか。この疑念も、国民連合の運動にわたしが大きな違和感を抱いてきた理由の一つだ。

ワクチンの「情報統制」は世界的な潮流

一連のレプリコン騒動が、政府による「言論統制」に利用される可能性があることも、我々は警戒する必要がある。

新型コロナウイルスの流行中、WHO（世界保健機関）を中心とする世界各国の保健当局は、治療薬・治療法やワクチンに関する「偽情報・誤情報」の対策に躍起になってきた。

保健当局はとくに、コロナワクチンに対するネガティブなデマやウワサがYou

Tubeや X（旧Twitter）などのSNSで流布されることに強い不快感を抱いてきた。なぜならそれらが、ワクチン接種をためらう人たちを増やすことにつながってきたからだ。

そうした情報の統制に本格的に乗り出すために、WHOが2024年5月の年次総会で妥結を目指していたのが、いわゆる「パンデミック条約」だった。その条文案の第18条には、こう書かれていた。

第18条 コミュニケーションと国民の意識向上

1. 各締約国は、とくにリスクコミュニケーションと効果的なコミュニティレベルの関与を通じて、誤情報や偽情報に対抗し、対処することを目的として、パンデミックとその原因、影響、推進要因に関する信頼性が高く証拠に基づく情報へのタイムリーなアクセスを促進するものとする。

これを見れば、WHOが「誤情報や偽情報に対抗し」という、強い意志をもっていたことがわかる。

結局、この条約は各国間での意見の隔たりが埋まらなかったために妥結に至らず、2024年6月に交渉期間を最大1年間延長することとなった。

だが、保健当局やワクチンメーカーにとって目障りな「誤情報や偽情報」を監視し、抑え込みたいという目論見が消えてなくなったわけではない。

これに呼応するようにして、日本政府も2024年4月24日に、「新型インフルエンザ等対策政府行動計画」の改訂案を公表した。そこには、感染症対策として政府が「偽・誤情報」の拡散状況等の「モニタリング」を行うことが明記されていた。

そして、偏見・差別等や偽・誤情報への対策として、国がSNS等のプラットフォーム事業者に対して、「必要な要請や協力等を行う」と書かれていた。

つまりは、政府がYouTubeやXなどのSNSをモニタリング（つまりは監視）して、「偽・誤情報」が拡散されていると判断した場合には、デマであるという指摘や削除などの対策をとるように、プラットフォーム事業者に求めることができる内容となっていたのだ。

その改定案のなかで、偽・誤情報の具体例として明記されていたのが、「ワクチン接種や治療薬・治療法に関する科学的根拠が不確かな情報等」だった。つまり、ワクチン接種の忌避につながるような「デマ」や「ウワサ話」を抑えようというのが、この行動計画の大きな目的の一つだと言えるだろう。

政府は常に「科学的に正しい情報」を発信しているのか？

問題は、ワクチンに関する情報や投稿を、誰が「偽・誤情報」と判定するかだ。政府は計画案で、「科学的根拠が不確かな情報等」を偽・誤情報だとしていた。たしかにコロナワクチンに関しては、にわかに信じられないような情報や、明らかに間違いだとわかる情報もＳＮＳ上で流布されてきた。

しかし、政府が常に科学的に正しい情報を発信しているとは限らない。実際に、厚生労働省は「新型コロナワクチン（ｍＲＮＡワクチン）注意が必要な誤情報」と題されたリストで、「ワクチンが不正性器出血（不正出血）や月経不順を起こすことはありません」としていた。

ところが、2023年12月8日に一転して「一時的に月経周期等への僅かな影響があるとの報告もあります」と修正した。

新型コロナワクチンの1、2回目の接種が行われていた頃、X（当時はTwitter）などのSNSには、接種後に不正出血や月経不順が起こったという投稿が多数、上がっていた。しかし厚労省は、それを「警鐘」と捉えるどころか「偽・誤情報」と言下に否定してきたのだ。

厚労省がその誤りを認めるまで接種から2年以上の時が経っていた。その間に、生殖機能に影響があり得ることを知らずに接種した女性が数多くいたはずだ。もし、コロナワクチンによって不妊になった女性がいたとしたら、厚労省の責任は重大だ。

不正出血や月経不順だけではない。厚労省はこのリストで次のような内容も「科学的根拠がない」「報告がない」などとして「誤情報」としていた（なお、この「誤情報リスト」は現在、厚労省のホームページから削除されている）。

「遺伝子組み換え技術が使われており、ワクチン接種により遺伝子（染色体）に変化を生じさせる」
「ワクチン接種が原因で多くの方が亡くなっている」
「ワクチン接種が不妊症の原因となる」
「ワクチン接種が流産の原因となる」

これらの指摘を「誤情報」と断言できるだろうか。接種してから十数年後に不妊や流産が増加し、コロナワクチンが原因だったとあとになってわかるかもしれない。

また、接種が始まった2021年以降に国内の死者数が異常に増加したという事実がある。政府は「新型コロナウイルス感染による死者の増加などが影響した」と説明しているが、本当にそうだろうか。

コロナワクチンが原因ではないと証明するには、接種者と非接種者を追跡して、その後の総死亡率をフェアに比較する前向き調査（時間経過にしたがって推移を見る調査）を実施する必要がある。しかし、そのような科学的な調査の結果は、これまで公表されていない。

にもかかわらず、国内の死者が増えたことを、コロナワクチンの害によるものではないと誰が断言できるのか。

こうした疑問があるにもかかわらず、政府・厚労省はコロナワクチン接種の妨げになるような、彼らにとって不都合な指摘に「偽情報・誤情報」とレッテルを貼ってきたのだ。

それにとどまらず、「偽・誤情報」対策をより強化すべく、それらをモニタリングすると明記した「新型インフルエンザ等対策政府行動計画」を策定したわけだ。

この計画案について、政府は2024年4月24日にパブリックコメント（政府に対する意見）の募集を開始した。これに対して行動計画案に反対する多くの人が意見を投稿し、コメントの数は14日間で異例の19万件超にも達した。

ところが政府は国会での審議を経ることもなく、「表現の自由に十分配慮しつつ」という一文を付け加えただけで、この行動計画を2024年7月2日に閣議決定した。これに対して、非常に情けないことに、言論の自由や人権を守るべき立場にある野党も法曹界もマスコミもほとんど抵抗しなかった。

ワクチンに対する不都合な言説を政府が監視して取り締まることに法的根拠を与え得る行動計画が、いとも簡単に決まってしまったのだ。

「反ワク」が一網打尽にされる⁉

こうした流れのなかに、レプリコン反対運動に対する法的措置があると位置付けなくてはならない。

Meiji Seikaファルマが裁判を提起して法廷闘争が現実となり、原口氏や国民連合側が負けた暁には、レプリコンワクチンの個体間伝播は法的にも「ない」ことにされ、反ワクチン団体が流布した「偽・誤情報」すなわち「デマ」であるというレッテルを貼られるだろう。

そして、今度は「行動計画」に基づいて、政府が法的根拠を持ってSNSなどへの介入を行うかもしれない。レプリコンワクチンの個体間伝播について書き込んだだけで、政府が事業者に対して削除要請を行い、投稿のみならずアカウントまでバン（削除）される事態になりかねないのだ。

それだけではない。もしレプリコン裁判で原口氏や国民連合が負けてしまったら、「やはり反ワクチンはデマを流布するトンデモな人たちだった」というレッテルを貼られて、ワクチンのデメリットに関する科学的に真っ当な意見まで封殺されてしまうおそれがある。

実際にコロナワクチン推進派は、XなどSNSでの論戦を通じて、公式のデータに基づくきわめて正当な主張をする人たちも、根拠が不十分で過激な主張をする人たちも十把一絡げにして、「反ワクチンは非科学的な主張を繰り返すトンデモな人たち」であるかのように印象操作しようとしてきた。

同じコロナワクチンに反対する同士と言っても、実際には考え方はバラバラだ。政府・厚労省が公表する統計数値や学会での症例報告など確かなデータに基づいて主張すべきだと考える人もいれば、いわゆる「陰謀論」と呼ばれるようなウラが取れない情報をすぐに拡散してしまう人たちもいる。

また、「すべてのワクチンは信用ならず徹底的に反対するべきだ」という人もいれば、「コロナワクチン（ｍＲＮＡワクチン）には反対だが、ほかのワクチンについては是々非々で評価するべきだ」と考える人たちもいる。

レプリコンワクチンの個体間伝播のリスク一つとっても、バイオハザードが起こり、大量に人が死んで、日本が孤立すると本気で恐れる人もいれば、そのリスクは騒がれるほどではないだろうと冷静に見ていた人たちもいる。

「バイオハザード」「日本封鎖」「生物兵器」「3発目の原爆」「731部隊」といった過激な表現を使ってまで止めようとした人もいたが、一方で、そのような表現はいき過ぎだと眉を顰《ひそ》める人たちもいたのである。

このように、コロナワクチンやレプリコンワクチンに反対するといっても、人によって大きな温度差がある。

にもかかわらず、そのような差異や科学的妥当性はまったく無視して、「反ワクチン」とひとくくりにして、ワクチンに不都合な言説はすべて封殺する――。

コロナワクチン（mRNAワクチン）反対派を「一網打尽」にする言論弾圧が、実際に行われる時が来るのではないか。わたしはそれを、本気で心配している。

だからこそわたしは、そのような権力側やワクチン推進側の言論封殺に口実を与えないように、名誉棄損や業務妨害と捉えられかねない過激な言動は控えるべきだとX等で主張してきたのだ。

そうした警鐘を鳴らしてきたのはわたしだけではない。宮沢孝幸氏も新田剛氏もそうだ。だが、その声が国民連合の中心メンバーに届くことはなかった。そして、結果としてMeiji Seikaファルマ側から、「法的措置をとる」と言われるまでに事態が悪化してしまった。

そうまでして、どうして国民連合はレプリコンワクチンとMeiji Seikaファルマばかりを攻撃していたのか。そこには「コロナワクチンに反対する」以上の、何か別の目的があったのではないか。次章で、より深く、その点を考察してみたい。

第七章　国民連合と「反ワク」ビジネス

邪悪なグローバリストたちの目論見を阻止する

レプリコン反対運動に集まったのは、どんな人たちだったのか。それを象徴する出来事の一つが、２０２４年9月28日（土）にあった。東京都江東区有明の東京臨海広域防災公園で開かれたデモ集会（以下、有明デモ）だ。

「レプリコンワクチン　自己増殖型人工遺伝子注射中止を！『国民集会パレードデモ有明』日本政府と国会は、日本人の命を守れ！」

そう題された有明デモには、主催団体によると計50梯団《ていだん》、約１万２０００人が参加したという（ＺＡＫＺＡＫ「コロナワクチン定期接種スタート　新タイプの『レプリコン』などへ反対デモ、開発企業は『良好な安全性確認』」２０２４年10月１日）。

このデモには「ｍＲＮＡワクチン中止を求める国民連合」も梯団の一つとして参

加していた。ただし、主催者は「ＷＨＯから命をまもる国民運動」（以下、「国民運動」）という別の団体で、共同代表は大阪市立大学（現・大阪公立大学）医学部名誉教授の井上正康氏と近現代史研究家・ノンフィクション作家の林千勝氏だ。

主催者は別といっても、井上氏と林氏はいずれも「国民連合」の代表賛同者を務めており、国民連合主催の集会などでも登壇し、中心的な役割を果たしている。「レプリコン反対運動」というくくりで見れば、まったく無関係とは言えないだろう。

デモ集会の当日には、井上氏、林氏のほかに次のような著名人が会場に設けられたステージにあがり、マイクを握った。

水島総氏（日本文化チャンネル桜社長）、堤未果氏（国際ジャーナリスト）、山口敬之氏（ジャーナリスト）、内海聡氏（医師・作家・政治活動家）、奥野卓志氏（ごぼうの党代表）、松田学氏（松田政策研究所代表・初代参政党代表）、佐藤和夫氏（英霊の名誉を守り顕彰する会会長）など。

この顔ぶれを見ればわかるとおり、水島氏、山口氏、佐藤氏といった保守思想の論客や、内海氏、奥野氏、松田氏など選挙に立候補したことのある政治活動家の名前が並んでいる。

そしてスピーチをした人のなかには、現役の国会議員である川田龍平氏（参議院議員）や原口一博氏（衆議院議員・元総務大臣）の姿もあった。

川田氏は血友病の治療のために投与された輸血製剤でＨＩＶに感染。薬害エイズ訴訟の原告団に加わり、19歳の時に実名を公表したことで、薬害エイズ事件のシンボル的存在として世に知られるようになった人だ。

この国民運動とは、どのような団体なのか。ホームページに掲載されている井上氏・林氏連名の文章「ＷＨＯから命をまもる国民運動　その理念と目的」には、次のように書かれている（一部抜粋）。


巨大製薬資本とＷＨＯを手先とする邪悪なグローバリズムが日本人の命と基本的人権を侵す攻撃が続いている。

政府は彼らの走狗となり棄民政策を暴走させている。

世界最大の遺伝子ワクチン工場で誕生した自己増幅型レプリコンワクチンは、

政府が自国民に投下する3発目の原爆となる。

国民の命を守れるのは『政府に捨てられた国民の草の根運動』だけであり、これが日本を襲う「病原体Xによるプランデミックに抗う唯一の砦」となる。

全国の老若男女、接種した人もしなかった人も、些細な主義主張と党派を乗り超えて命を守るこの国民運動に結集しよう。


井上氏や林氏にとっての「レプリコンワクチン」とは何か。それは、この文章を読めばわかるとおり、安全性が未知の「危険なワクチン」であるにとどまらない。各国政府を従えるほど肥大化した「国際金融資本」は、自分たちの支配強化のために「世界新秩序（New World Oder）」、すなわち「グローバル全体主義」の完成を目論んでいる。その一環として日本の人口を減らし、国力を弱体化させる目的で送り込まれた「3発目の原爆」たる生物兵器が、彼らにとってのレプリコンワクチンなのである。

新型コロナは「人工ウイルス」であり、その流行はmRNAワクチンを打たせるために仕掛けられた計画的なパンデミック、すなわち「プランデミック」だった。グローバリストの手先となったＷＨＯ（世界保健機関）によって、再び「病原体Ｘ」によるパンデミックとワクチン強制が計画されている——。

国民運動は、このような「邪悪なグローバリスト」たちの目論見を阻止するために結成された草の根の組織であり、彼らにとってレプリコンワクチン反対運動はその一環として位置付けられているわけだ。

レプリコンワクチンを「３発目の原爆」などと発信し、Meiji Seikaファルマの法的措置の相手として名指しされた国会議員・原口氏も「グローバリズムに対抗する」と明言している。井上氏や林氏の影響を強く受けているのは明らかだろう。

ただの陰謀論と切り捨てられない「現実」

わたしは井上氏や林氏の主張を、まったく荒唐無稽な陰謀論だと一蹴するつもりはない。医薬業界だけを見ても、ＷＨＯや医学医療界に莫大な製薬マネーが流れ込み、ＦＤＡ（米国食品医薬品局）やＣＤＣ（米国疾病予防管理センター）などの規制当局と製薬業界との間で、「回転扉」と揶揄《やゆ》されるような幹部同士の人事交流があるのは事実だからだ。

そうした医薬業界（製薬マネー）と医学医療界との癒着のなかで、ロックダウン（外出・行動の制限）やコロナワクチンの強引な接種推進といった、人権を制限・侵害するような新型コロナの感染対策が推進された。

また、新型コロナウイルスが人工物である可能性が高いことは、国民連合の荒川央氏だけでなく、ウイルス学者の宮沢孝幸氏や筑波大学准教授の掛谷英紀氏なども指摘している。コロナワクチンを接種させるために人為的にパンデミックが起こされたというストーリーも、まったく絵空事とは言い切れないのだ。

さらにXなどでは、「人類の生存を維持するには人口が多すぎると考えているグローバリストたちが、世界人口を削減する目的でコロナワクチンを打たせたのだ」などと、まことしやかに流布されてきた。

にわかには信じられない話ではあるが、政府が総力をあげてコロナワクチン接種を推進した2021年と2022年に、なぜか日本人の死者が急増した。こうした事実がある以上、「陰謀論」と簡単に片づけることもできない。

グローバリズムの拡大に危機感を覚え、こうしたストーリーに吸い寄せられる人たちがいるのも理解はできる。

実際に、さかのぼること2024年5月31日にも国民運動が主催するデモが行われたが、この時も全国から1万2000人以上が東京の日比谷公園に集まった（ZAKZAK「WHOが採択を目指す『パンデミック条約』などへの反対デモ、1万2000人超　主催者発表　決起集会には田母神俊雄氏の姿も」2024年6月1日）。

「デモ参加に1万円」「トクリュウが関係」

ただ、こうしたストーリーをことさらに言い立てて、一般の人たちがどれだけ信じるだろうか。デモ行進の映像や動画を見ても、なぜかコロナワクチンとは無関係に思われる「日の丸」を打ち振る人々の姿が数多くあった。

グローバリズムと闘う人たちにとっては、それに逆らって民族自立を象徴する日の丸を掲げることは当然なのかもしれない。だが、何も知らない一般の多くの人たちには「偏った反ワクチン思想を持つ右翼団体の示威行動」にしか見えなかったのではないか。

さらに、有明デモをめぐっては、「反ワクチン」が「反社会的集団」であるかのような印象を植え付ける報道もされた。

わたしも目にしたが、有明デモの数日前からデモ参加のバイト募集が行われているという情報がXに流れていた。そして実際に会場近くの有明駅周辺に、デモの場に似つかわしくない姿の10~20代の若者が殺到。その一部の人たちに1万円の謝礼が支払われたというのだ（FNNプライムオンライン「【独自】『デモ参加に1万円』〝サクラ募集〟に数千人が殺到　報酬受け取った参加者も…若者に広まった情報はデマか本当か」2024年9月29日）。

さらに続報として、バイト募集に「トクリュウ」が関わっていた疑いがあると報じられた。トクリュウとは警察が名付けた「匿名・流動型犯罪グループ」の略称で、SNSを通じて特殊詐欺や強盗窃盗などの「闇バイト」募集を行う人たちが緩やかにつながった、反社会的な組織だという（FNNプライムオンライン「【独自】『サクラは800人超』反ワクチンデモで動員を証言…背景に歌舞伎町拠点の〝トクリュウ〟か【ファクトチェック調査報道】2024年10月17日）。

この問題について、若者が集まるきっかけをつくったという人物の謝罪文が国民運動のホームページに掲載されている。

この人物は、歌舞伎町や六本木の夜の街で働く若者を集めた勉強会の主催者で、「レプリコンワクチンを絶対に阻止したい」という強い思いをもっていた。その思いを友人に伝えたところ、友人が独断で「小遣いを出すから、なるべくたくさん集めてほしい」などと声掛けをした。

その結果、「予想では100名ほどの参加を見込んでいましたが、実際には190名以上」が集まったと謝罪文には書かれている（WHOから命をまもる国民運動ホームページ新着情報「9・28有明パレードデモ主催者あてに謝罪の連絡がありました」2024年9月29日）。

この説明を信じる限り、国民運動が人を集めるためにお金を出したわけでも、〝トクリユウ〟と関わったわけでもないということのようだ。

にもかかわらず、上記のような報道がされたことに対して、共同代表の井上氏はXに投稿された配信動画のなかで、「ネガティブキャンペーンがしかけられた」と主張している（Xの「WHOから命をまもる国民運動」のアカウントによる2024年10月26日の投稿）。

井上氏の言うとおり、FNN（フジテレビ系）の報道は反ワクチン運動や反グローバリズム運動のイメージを低下させるための「ヤラセ報道」だったのかもしれない。ただ、万を超える人を集めて何か問題が起これば、コロナワクチンの推進に加担してきた大手メディアが好意的に報道しないだろうことは十分予想できたはずだ。

それを考えると、一般の人々の理解も共感もないままに多くの人を集結させるデモ集会を行ったことは、レプリコンワクチンおよびコロナワクチンの危険性を一般の人たちに訴えるのに、果たして適切だったと言えるだろうか。

レプリコンワクチンを止めたい一心でこのデモに参加した一般市民や、ステージの設営や運営、進行の準備のために奔走した人たちには申し訳ないが、率直に言ってこうしたデモは、レプリコンワクチンやコロナワクチンに反対する人たちの社会的イメージを低下させただけだったという思いが拭えない。

国民連合がタッグを組む「日本先進医療臨床研究会」の実態

このように、レプリコン反対運動に吸い寄せられていった人たちは、たんにコロナワクチンに反対しているにとどまらず、反グローバリズムや保守思想など、政治的思惑を持った人たちも絡んだ集合体であったと言うことができるだろう。

そしてもう一つ、参加者のなかには、これらとは別の思惑もあるのではないかと思わせる出来事があった。

２０２４年11月29日、厚生労働省会見室で「一般社団法人　日本先進医療臨床研究会」（代表理事・小林平大央《ひでお》氏）と「ｍＲＮＡワクチン中止を求める国民連合」（代表・後藤均氏、副代表・村上康文氏）が記者会見を行い、共同で「新型コロナワクチン接種回数別　免疫低下実態調査プロジェクト」（以下、調査プロジェクト）を開始すると発表したのだ。

ｍＲＮＡワクチンの接種が開始されてから、急速に進行するターボがんや、若年層の帯状疱疹、数種類のウイルスに同時感染する複合感染症、潜在ヘルペスウイルス由来の疾患など、極度の免疫低下に関連する疾患が増えており、「新型コロナワクチンと免疫低下の関係性を明らかにする」のが、このプロジェクトの目的だと案内文には書かれている。

こうした調査研究を行うこと自体は、批判されるべきことではないだろう。もしコロナワクチンの頻回接種によって誘導されると指摘されているＩｇＧ４抗体と、さまざまな病気との強い関連性が明らかになれば、非常に重要な研究成果と言える。それが明確になった暁には研究結果を論文にまとめて、国民連合として本格的な研究を実施するよう政府に働きかけてもらいたい。

そして、それによって政府がコロナワクチンによる薬害を認めるとともに、研究成果が健康被害を受けた人たちの治療や、コロナワクチンの安全性と有効性を再検証する流れにつながることを期待したい。

ただ、問題なのは、国民連合の共同研究の相手となっている「日本先進医療臨床研究会（ＪＳＣＳＦ）」（以下、研究会）なる組織だ。そのホームページを開くと、研究会について次のような説明が書かれている。

「世界からガンと難病と老化と感染症をなくし、健康長寿・生涯壮年！　１２０歳で現役の世界」を目指して、医師・歯科医師を中心に、医療従事者、医療関連企業、健康関連企業、研究者、志ある一般の方たち、から構成される研究会です。

名称や目的からしても、一般の人には学術的な研究会に思えるだろう。ところが、研究会のホームページにある「治療研究のご案内」の「ガン治療」ページを開くと、なぜか「臨床研究の基準検査」という項目に、以下のような言葉が並んでいるのだ。「マトリックス（ＭＤα）」「重曹点滴療法」「有機ゲルマニウム」「白金パラジウムナノコロイド（パプラール）」「ＬＭＭ（リキッドマルチミネラル）」「酪酸」「メチオニン代謝酵素」「珊瑚焼成カルシウム」

そのうちの一つ「マトリックス（ＭＤα）による【ガン・難病・後遺症】の研究」

という項目を開くと、「マトリックスは２０２４年7月よりリニューアルいたしました」などの表示とともに、「【新製品の特徴】飲みやすいジェルタイプ／携帯に便利な個包装／いつでも新鮮パウチ入り／賞味期限1年↓2年へ延長」との記載が現れる。

そして、その下にある「がん治療の申込書」というバナーをクリックすると、「治療・申し込みの流れ」という説明書とともに、住所・氏名・年齢・連絡先、病名やがんのステージ、コロナワクチン接種歴などを書き込む「ガン・白血病・リンパ腫他　ＭＡＴＲＩＸ（ＭＤα）治療研究参加申込書」が出てくる。

次に「ご希望の治療研究素材の欄にチェックをして、合計金額をご記入ください」と書かれた書類が続き、「治療研究素材名・必要経費など」と書かれた欄には、「有機ヨウ素」「マトリックスゴールド」「アサイゲルマニウム」「純パプラール水」「タヒボＤｒプラス」「11－1」「酪酸」「栄養療法セット」「メチオニン分解酵素」といった商品の名前と、それらの値段が書き込まれている。

たとえば、「マトリックス　ゴールド（有機ヨウ素30倍希釈、抗転移、抗腫瘍）」

なる商品の値段は、1日2回1袋【15㎖／袋、30袋／箱、税込3万8880円／箱×2箱】で7万7760円となっている。

がんの進行状況によって勧められるオプションが異なるらしく、「4期・多臓器転移あり」の場合、「アサイゲルマニウム（唯一食品認定品、鎮痛・疼痛緩和、体内炎症除去）」が1日2回8カプセル【120カプセル／箱、税込3万7260円×4】で14万9040円。

そして、もっとも高い「メチオニン分解酵素」では、1日3回（90回分）で4500ドル（67万5000円）という高額な設定になっている。

さらに、その下の「『治療・症例研究』同意書」には、次のように書かれており、申込者がチェックと署名をする欄が設けられている。

「事前に開示された資料等の記載内容の如何に関わらず本素材はあくまでサプリメントや未承認医薬品・医療機器等であり医薬品や治療機器の様な効能・効果についてはいかなる保証・約束・表明も法的に不可能であり、同様に何ら保証・約束・表明が出来ないことを十分に理解しており、効能・効果を発揮しない可能性もあることを理解し同意しております」

つまり、これらは安全性と有効性を検証する臨床試験を経て、国から医薬品と認められたものではなく、あくまで「サプリメント」＝「栄養補助食品」なのだ。

だが、「ＭＤα（マトリックス）資料」と書かれたリンクをあらためて開くと、この商品について解説したパンフレットが現れる。そこに「医師の声（日本国内）抜粋」と「ご利用者様の声」というページがあり、次のような証言や体験談が多数書かれている。

「リンパ系の難病患者の慢性症状がなくなった」

「患者の血糖値が低下して驚いた」

「リウマチの痛みが軽減した」

「尿や膿疱の匂いが消えた」

「顔の湿疹のかゆみが減った」

「便秘が解消されデトックスが実感できた」

その最後には、こんな利用者の声もあった。

「コロナワクチンの影響や甲状腺のことも考えて継続して飲みたいと思っています」

これを読めば、そうした病気に悩んでいる人たちはＭＤα（マトリックス）を試したくなるのではないだろうか。

こうした手法は、かつて「バイブル商法」と呼ばれ問題となったビジネスと酷似している。「がんが消えた！　治った！」などといった体験談を多数掲載した「バイブル本」の広告を新聞に掲載し、それを通じてアガリクスやプロポリスといった「抗がんサプリメント」を販売する手法だ。

国に医薬品として承認されていないにもかかわらず、サプリメントなど食品を病気に効果があるかのように誤認させて販売することは、薬機法（医薬品医療機器等法。当時は薬事法）で禁じられている。その「薬事法逃れ」の手法として、新聞の書籍広告が利用されたのだ。

バイブル本を販売していた出版社やサプリメントの製造販売会社は、結局、２００５年に薬事法で摘発された。そして捜査によって、体験談がすべて「捏造」だったことも明らかになった。

現在はそうした本の新聞広告を見ることはなくなったが、ネットや口コミを通じて、藁にも縋《すが》る思いをしている病気の人や家族をターゲットにしたサプリメント等のビジネスが、今も後を絶たないのが実状だ。

「コロナワクチン後遺症は99・9％治せます」

ここで行われていることも、「臨床研究」の名を借りたバイブル商法ではないのか。研究会理事長の小林平大央氏とはどのような人物か。調べてみると小林氏は、「株式会社健康長寿医療維新」というサプリメント販売会社の代表取締役だった。

同社のホームページの「商品」のページを見ると、「ＬＭＭ（リキッドマルチミネラル）」「アサイゲルマニウム」「パプラール（白金＆パラジウムのナノコロイド溶液）」「珊瑚焼成カルシウム」「酪酸エキス（カプセル）」等々のサプリメントが並んでいる。

アサイゲルマニウムのパッケージには、「一般社団法人日本先進医療臨床研究会推奨品」という文言も書かれている。これを見ると、「日本先進医療臨床研究会」が、こうしたサプリメントを販売する目的でつくられた組織ではないかという疑いが強くなる。

医師や研究者が所属する研究会で、がんなど難病の臨床研究を実施しているという名目にしておけば、ビジネス目的でサプリメントを販売しているようには見えにくい。それによって、薬機法による摘発も逃れやすくなる。

その目的のために、臨床研究の形式を利用しているのではないのか。そして、コロナワクチン後遺症も、そうしたビジネスのターゲットにしているのではないか——。

実際、調査プロジェクトについて公表した厚労省での記者会見で、小林氏は『新型コロナワクチン後遺症の早期改善が叶う薬物を用いない治療方法（新装版）』（高橋嗣明、長谷川幸夫、一般社団法人日本先進医療臨床研究会著／健康出版）なる本を掲げながら、このように豪語していた。

「目の前の患者さんを治すというのが私たちのドクターの会なので、ワクチン後遺症を治療する方法というのは、もうほぼほぼ確定していまして、私たちは1000例以上やってきて99・9%治せます」

小林氏は続けて、「どうもACE2受容体（筆者注・新型コロナウイルスが細胞へ侵入する際にスパイクタンパク質を接着させる受容体）が亜鉛酵素だというのがわかったものですから、亜鉛が足りてないんじゃないかということで、亜鉛を多量に足したら結構治ってきたので」と語っている。

これは本当の話なのだろうか。新型コロナワクチン後遺症患者の会のアンケートでも、回答した320人の会員のうち「完治」は1・3%（4人）に過ぎず、「改善傾向」の40・9%（131人）と合わせても、よくなっている人は半数に至らない。

逆に「変わらない」が20・9%（67人）で、「少しずつ悪化」が10・9%（35人）、「明らかに悪化」が16・9%（54人）となっている。

「全国有志医師の会」で多数のコロナワクチン後遺症患者を真剣に診ている医師に聞いても、患者の症状は多彩であり、残念ながらそれほど簡単には症状は改善せず、よくなったり悪くなったりを繰り返す人が多いという。

それが小林氏の言うとおり、亜鉛の摂取によって99・9%治るというのなら朗報だが、にわかには信じられない話だ。もし本当に治るというのなら、ぜひ学会への症例報告や論文投稿を行い、データをすべて開示して第三者の医師による検証を受けてほしい。

これについて2024年12月中旬、「ワクチン接種後の体調不良に悩む友人が興味をもった」という名目で、わたしの取材協力者のライターを通じて、日本先進医療臨床研究会に問い合わせをしてもらった。具体的には、次のような内容だ。

「亜鉛を多く投与するとのことだが、さらに詳しい治療法を教えてほしい」

「小林氏が会見で掲げていた本ではMDαがコロナワクチン後遺症に効果があるように書かれているが、違う治療法なのか」

「どこでその治療法を受けられるのか。どれくらいの費用がかかり、どのくらいの期間で症状の改善が望めるのか。保険は適用されるのか」

「治療方法や治療成績についての論文やレポートは公表されているのか。もしなければ今後公表予定はあるのか」

だが、研究会からは「3営業日以内に事務局スタッフよりご連絡致します」と返信があったにもかかわらず、期限までに回答はなかった。もし本当にMDαや亜鉛の摂取でコロナワクチン後遺症を99・9%治せるというなら、堂々と答えられる質問ばかりだったはずだ。

このような「薬機法逃れ」のビジネスが目的と疑われる組織と組んで、国民連合の「免疫低下実態調査プロジェクト」が行われようとしているのだ。果たして、まっとうな臨床研究と、その成果の学術的な報告を期待できるのだろうか。

村上氏が開発に関わった「抗体スプレー」の正体

「この調査プロジェクトは純粋に研究が目的だ。ビジネスが目的ではない」と反論されるかもしれない。だが、本当にそうなのか。

この研究会のホームページにある調査プロジェクトの「研究内容のご説明」のニュースリリースから、「(東京)ネットでの無償検査被験者(ボランティア)のお申し込み／【無償研究】ＩｇＧ４抗体検査　応募フォーム」をクリックすると、「※無償検査のワクチン接種2回・3回の枠は満員となりました」と但し書きが出てくる（2024年12月11日時点）。

そして、その下に「【有償検査】検査内容：ＩｇＧ４抗体検査　価格：３万４１００円（税込）」という案内が出てくるのだ。

本当にコロナワクチンの接種回数とＩｇＧ４抗体の上昇とが関連するのか。それが本当にさまざまな病気の発症と関連するのか。それがわからないからこそ調査プロジェクトを実施するはずだが、そのような有用性が不明な段階で、検査の費用を研究に協力する立場である被験者から徴収することが倫理的に許されるのか。

さらに、研究会のホームページには「推奨検査一覧」という項目があり、ここでも「Ｃｏｖｉｄ19（新型コロナウイルス）ＩｇＧ４抗体検査」が紹介されている。

その「検査の詳細」というリンクを開くと、「新型コロナウイルス特異的抗Ｓ蛋白ＩｇＧ４抗体検査 及び ＩｇＹ抗体治療 研究概要」という資料が出てくる。

それによるとこの検査では、研究会の顧問も務める村上康文氏が独自に開発した標準抗体が使われるという。そして、検査の説明に続けてこんなことも書かれている。

ＩｇＹ抗体（murak抗体）は、ＩｇＧ４高値の場合、時間と共に基準値へ戻し免疫を正常化する効果により、新型コロナウイルスの感染予防および治療効果が期待されます。

ここに出てくる「murak抗体」とは何か。実は、村上氏が開発したものなのだ。２０２１年９月９日に村上氏が出席した株式会社オーダーメードメディカルリサーチのメディア向け説明会では、murak抗体は「当社独自の技術とノウハウによって作製した、新型コロナウイルス感染症の治療や予防を目的とする抗体の総称です」と紹介されている（オーダーメードメディカルリサーチのホームページ「メディア説明会において、新型コロナウイルスの医薬品としての実用化を目指す『murak（ムラック）抗体』を紹介しました」２０２１年９月10日）。

このmurak抗体を配合したスプレーが、ＤＤサプライという会社から販売されている。「Covinax premiumマウスケアスプレー（murak抗体増量配合）」という商品名で、同社のホームページでは価格は1万３２００円（税込）となっている。

そして研究会にアップされている、前述したＩｇＧ４抗体検査の「研究概要」には、murak抗体スプレーについて、次のような「注意事項」が書かれている。

※本研究素材は形式上、口腔内スプレー（＝化粧品）となりますので健康保険はききません。

つまり、化粧品である口腔内商品でありながら、ＩｇＧ４抗体検査の研究概要では、「ＩｇＧ４抗体が高値の場合、この抗体スプレーを使えば、基準値に戻る」といったことが書かれているのだ。

「調査プロジェクト」から漂うビジネス臭

国民連合が調査プロジェクトを実施するのは、コロナワクチン後遺症に苦しんでいる人や、コロナワクチンの接種で免疫が低下して病気になるのではと心配している人たちにＩｇＧ４抗体検査を勧めて、その値が高値の場合にmurak抗体のスプレー購入を持ちかけるビジネスのためではないのか。

検査でお金を取ることができるうえに、murak抗体スプレーでも儲けることができるという、一石二鳥のビジネスモデルのようにも思われる。もし、その推測が正しいとしたら、村上氏が「コロナワクチンを接種するとＩｇＧ４抗体が上昇し、がんが増える」と断言して、不安を煽っていることの整合性が取れてくる。

しかも、この抗体スプレーは国から医薬品としての承認を受けたものではなく、あくまで化粧品だ。効能効果があるかのように誤認させて販売すれば、もちろん薬機法に違反するおそれが出てくる。

ちなみに官報によると、村上氏が代表取締役を務める「株式会社オーダーメードメディカルリサーチ」は、２０２３年12月31日の決算で純利益が４１５２万円の赤字、利益剰余金が▲6億2908万4000円と負債が拡大している。

同社がIgG4抗体の検査を実施し、なおかつ抗体スプレーを販売すれば、両方の売上げが伸び、負債を減らせるかもしれない。つまり、村上氏の会社を救うために、この調査プロジェクトが利用されているのではないか——。

こうした考えが憶測に過ぎないのかどうかを確かめるため、わたしは調査プロジェクトの東京の問い合わせ先となっていた「国際次世代再生医療研究会」に電話したうえで、以下について質問のメールを出した。

①表題（筆者注・調査プロジェクトのこと）のIgG4抗体などの検査ですが、検査を実施する会社は「株式会社オーダーメードメディカルリサーチ」でしょうか。それとも他の会社でしょうか。実施する検査機関をお教えください。

②表題の記者会見では被験者160人の検査を無料で実施するとのことでしたが、その検査の費用の総額はどれくらいでしょうか。また検査費用は無料分も有料分も、①の検査機関に支払われることになるでしょうか。

③今回の調査プロジェクトの予算は、検査費用も含むトータルでどれくらいでしょうか。またその費用は、どこから調達されることになるでしょうか。
④今回の調査プロジェクトの倫理審査の実施主体は、どの施設のどの審査委員会でしょうか。

国民連合は署名サイト「VOICE」を通じて、2024年12月末現在で5000人を超える人から、2000万円を超えるエール（寄付金）を集めている（署名サイトVOICE「自己増殖型（レプリコン）ワクチンを含むmRNAワクチン全般の即時中止を求めます」）。

この寄付金がこの調査プロジェクトに使われて、村上氏や小林氏の会社に還流することはないのか。あるいはクラウドファンディングなどで資金を調達する予定なのか。

また、臨床研究を実施する際には第三者による倫理審査を受け、臨床研究の開始前に厚労省が整備するデータベースに登録する義務があるが、そうした正当な手続きが行われているのか。研究責任者には説明責任があるはずだ。

上記の質問について、問い合わせ先からは期限までに返信が来ることはなかった。ちなみに、研究会に電話したところ、「株式会社ステムセルテック」という会社につながった。

細胞の成長・修復に必要といわれるサイトカイン（成長因子）やタンパク質を含むという「乳歯髄幹細胞培養上清液」を製造販売する会社で、この液体の点滴は、主に美容やアンチエイジング目的で自由診療のクリニックで使われている。この液体も、国から医薬品として承認を受けたものではない。

倫理的、法的な問題はないのか

「調査プロジェクトがビジネス目的ではないか」というわたしの考えが「邪推」であり、「純粋に研究目的だ」と主張するのであれば、国民連合が薬機法逃れをしているように疑われるサプリメントの販売会社と関係する組織と手を組み、しかも研究に協力する被験者から検査費用を徴収することは、倫理的にも法的にも問題ではないか。

しかも、この調査プロジェクトを実施することで、調査の中心人物である村上氏の会社に資金が還流することになるのなら、「利益相反」であると言わざるを得ない。ただでさえ反ワクチンの目的は「金儲け」であり、「闇の経済活動」で何十億、何百億の市場があるなどと揶揄されているのだ。もし薬機法で摘発されたなら、ますます「反ワクチン」が色眼鏡で見られてしまう。

実際に事件も起きている。2024年12月4日には、松本市にある健康食品販売会社の役員の女性（47）と従業員の男性（52）2人が、「医薬品医療機器等法違反」の疑いで警察に逮捕された（NHK信州NEWSWEB「〝解毒作用あり〟とうたって販売か　松本の会社役員ら2人逮捕」2024年12月4日）。

2人は、厚生労働省から医薬品としての承認を受けていないにもかかわらず、2024年3月から9月にかけて、「新型コロナワクチンへの解毒作用がある」「発毛の効果がある」などといって、長野県内に住む3人に水やお茶、ゼリーを販売していた。「商品を服用した人が体調不良を起こしている」という情報が寄せられ、警察が捜査を進めた結果、逮捕に至ったという。

女性らは店頭やホームページで、1点あたり2000円から1万5000円で商品を販売しており、3人への売上げだけでおよそ18万円に上っていた。この会社で「医薬品としての承認のない商品を購入した人は県内外で合わせて数百人に上るとみられ、警察は余罪についても捜査中だ」とNHKは報じている。

実は、この女性はXのアカウントを持っており、コロナワクチンのシェディングの匂いをかぎ分けられることや、シェディングによる健康被害を受けた人の相談を受けていることを、盛んに書き込んでいた。そして、その対策として電磁波を吸収してくれるという「特殊鉱石」や、祛邪《きょじゃ》作用があるという漢方「温続油」、イネ科のマコモからつくったという自社製品「菰水《まこも》」のことなどを投稿していた。

女性がシェディングの匂いをかぎ分けられることも、被害の相談を多数受けていたこともウソではないのかもしれない。だが一方で、シェディングの被害を強調することで、自社製品の購入を促すビジネス目的がなかったとは言い切れないだろう。

こうしたビジネスのターゲットになるのは、コロナワクチンを接種して体調不良に陥った後遺症患者や、コロナワクチンによるシェディング、レプリコンワクチンの個体間伝播に対する不安の強い人たちなのだ。

病気がなかなかよくならない人や、不安を抱えている人は、それを解消するために藁にも縋る思いになっている。そういった人たちをターゲットにして、法律違反スレスレのやり方で儲けようとするのは、許されるべきことではない。

後藤代表自身、国民連合のホームページに掲載された「現在起きている混乱についての重要なお知らせおよび注意喚起」という文書で、次のように書いている。

「④国民連合は体調不良者を抗体スプレーやサプリメントなどの販売に誘導している。→一切そうした事実はありません。」

そのように主張するのならなおさら、薬機法逃れと疑われるやり方でサプリメントを販売している組織や個人とは、絶対に一線を画すべきだ。

村上氏、後藤氏にインタビュー取材を申し込む

こうした疑念に対して、村上氏や後藤氏がどう考えているのか。わたしは両氏に

メールでインタビューを申し込んだ。決して攻撃的に質問したり、発言を捻じ曲げて書いたりすることはせず、レプリコンワクチンの問題を正確かつ公平に理解するためにも、直接話を聞きたいと書き添えた。

しかし、両氏からはインタビューを断られた。それどころか村上氏の返信には、わたしがXなどで発信してきたことに「名誉棄損」の疑いのあるものが多数含まれており、法的措置を弁護士と協議中だと書かれていた。

後藤氏の返信にも、わたしの発信によって「国民連合が一方的な誹謗中傷、揶揄、妨害行為等で多大な迷惑を被ってきた」として、法的措置も検討して弁護士に相談していると書かれていた。

わたし自身は名誉棄損にあたるような発信をした覚えはないが、「具体的にどの言動がそれにあたるのか指摘してほしい。誤っているところがあればX等で率直にお詫びする」と両氏に返信した。そして、あらためて両氏にインタビューを申し込んだ。だが、それ以上、返信はなかった。

Meiji Seikaファルマですら、法的措置を検討すると公表する前に、原口氏や国民連合側に警告文を送付している。だが両氏は何が名誉棄損なのかを示すこともなく、一個人であるわたしに、いきなり「法的措置」をちらつかせてきた。

わたしの言動に問題があるというのなら、わたしに直接会って反論すればいい。言論には言論で対抗すべきではないか。それが、国民連合がMeiji Seikaファルマに対して求めてきたことではないのか。村上氏や後藤氏の対応に矛盾を感じるのは、わたしだけだろうか。


レプリコン反対運動とは何だったのか。純粋にレプリコンワクチンを止めたい、mRNAワクチンをストップさせたいという一般市民がほとんどだったと信じたい。また、レプリコンワクチンの向こう側にいるグローバリストの邪悪な企てから日本を守るために、国民連合や国民運動に参加したという人も多かっただろう。

だが、そのなかに「自分たちの支持者を固めたい」という保守思想や政治活動家たちの思惑も絡んでいたのではないか。

そして、「反医療」の思想を強く持った人や、「食品添加物」「遺伝子組換え食品」

の問題などに敏感に反応するタイプの人たちも多かった。

そうした人たちを前にして、レプリコンワクチンの「シェディング」や「個体間伝播」の〝解毒〟を、「ビジネスチャンス」と捉えた人たちもいたと思われる。そうしたビジネス目的の人たちにとって、シェディングや個体間伝播に否定的な主張をしている宮沢氏や新田氏は「邪魔」だった――。そう考えれば納得がいく。

このような、さまざまな思惑を持った人たちの集合体。それが、「ｍＲＮＡワクチン中止を求める国民連合」を中心とする、レプリコン反対運動の実態であったとわたしは考える。

そして、そのなかには、コロナワクチンの薬害に対するファイザーとモデルナの責任、ひいては政府・厚労省や医学医療界の責任から目を逸らさせるために、レプリコンワクチンとMeiji Seikaファルマばかりに「反ワクチン」の目を向けさせようと煽動した工作員たちも潜り込んでいた――。

そこまで想像するのは、飛躍し過ぎだろうか。

終章　「事実」こそが、社会を変える

SNSから消えた反レプリコンの投稿

２０２４年10月１日に定期接種が始まってから、この本を執筆している時点で、すでに３カ月半以上が経った。

コロナワクチンの種類別の接種数が公表されていないのでわからないが、コスタイベを接種した人も多くないだろうとはいえ、それなりの数がいるはずだ。

その結果、どうなったか。今のところ「ワクチンハザード」らしき現象は起こっていない。これまでとなんら変わらない日常が続いており、相変わらず海外から外国人観光客が押し寄せている。

レプリコンワクチンの接種が始まれば、日本が滅亡すると言わんばかりの勢いで個体間伝播の恐怖が叫ばれた。ところが、Meiji Seikaファルマが「法的措置」に言及して以降、X（旧Twitter）では、すっかりレプリコン反対の投稿を見かけなくなった。まるで、祭りのあとのような静けさだ。

レプリコン反対運動に関わった人たちからすると、コロナワクチン全体の接種率が下がったことで、「一定の成果を上げることができた。もう役割は終えた」ということなのかもしれない。

だが、それでいいのだろうか。個体間伝播のリスクを言い立てた人たち、とくに理論的支柱となった研究者や一緒になって恐怖を煽った医師、政治家、活動家たちは、煽るだけ煽って責任を取らずに終わるつもりなのか。

結果として、彼らが「予言」したような恐ろしいことは起こらなかった。それに対する弁明を、個体間伝播の恐怖を煽った人たちは、公にきちんと行うべきではないだろうか。

本書で書いたとおり、レプリコン反対運動は各方面に深刻な「副作用」をもたらした。それに対する総括や反省の弁が、当事者たちからは聞こえてこない。そのことを、わたしは非常に残念に感じている。

このような彼らの姿勢が、「8割おじさん」と呼ばれた理論疫学者の西浦博氏（京都大学大学院医学研究科社会健康医学系専攻教授）をはじめとする政府の専門家たちと重なって見えるのは、わたしだけだろうか。

「レプリコン反対運動」と「コロナワクチン推進派」の相似性

西浦氏は新型コロナの流行が始まった2020年4月に、「人と人との接触を8割減らさないと、日本で約42万人が新型コロナで死亡する」という「予測」を発表した人物だ。

しかし、人流とは無関係に感染者が増減し、死者も予測どおりには増えなかった。西浦氏の予測が外れたことに対して、識者からも「新型コロナの不安を過剰に煽り過ぎだ」「予測が外れたことを説明するべきだ」という厳しい指摘が相次いだ。

政府の専門家たちからすると、それくらいのインパクトのある数字を示さなければ、国民の行動変容を促すことができず、新型コロナを抑え込むことができない、ということだったのかもしれない。

だが、専門家の助言で広がった「コロナ自粛」によって、日本経済は大きなダメージを受けた。飲食業、観光業、小売業、製造業、エンターテインメント業等々、多くの業種が経済的に追い詰められ、倒産件数が増えただけでなく、失業者や自殺者も増えた。過剰に新型コロナの不安が煽られたことで、多くの人の暮らしが、人生が変わってしまうほどの深刻な「副作用」に見舞われたのだ。

2021年2月に新型コロナワクチンが登場すると、今度はこれを国民に打たせようとするかのように、新型コロナの不安がこれでもかと煽られた。テレビや新聞では連日のように、コロナ病棟で肺が真っ白になって重症化する患者の様子や、防護服を着て治療や看護にあたる医療従事者の姿がテレビに映し出された。

その映像を受けて、コメンテーターを務めた医師たちが、コロナワクチンの接種を打つよう促し続けた。「国民の7~8割がワクチンを接種すれば、コロナが収束する」――そう言って国民をワクチン接種に駆り立てたのだ。

コロナワクチンの接種は強制ではなかったはずだ。にもかかわらず、接種するのが当たり前という空気がつくられ、未接種というだけで、「ウイルスをまき散らす犯罪者」であるかのような扱いを受けた。コロナワクチンに疑問を持つ人たちに「反ワクチン」というレッテルが貼られ、接種によって達成されるはずの「集団免疫」にタダ乗りする「フリーライダー」であるという非難まで浴びせられた。

そして、接種を拒否しただけで職場を追われた人や、医療介護関係の学校では実習に出られず、夢を途中で諦めた学生も現実にいた。

このようにワクチンを打たせんがために、「感染の恐怖」を煽って人々の心を支配し、従わないものを非難したり、差別したりすることが起こったのだ。

コロナワクチンを推進する側と、レプリコンワクチンに反対する側は、まったく対局の立ち位置にいる。だが、「ウイルス」と「レプリコン」という違いがあるだけで、「うつされる恐怖」を煽って人の心を支配し、従わないものを「非難」や「差別」するやり方が瓜二つに見えるのは、わたしだけだろうか。

非接種を貫いてきたワクチン反対派は、恐怖によって人々を操ろうとするマインドコントロール的な手法や、「全体主義」的なやり方に抵抗してきたはずだった。しかし、レプリコン反対運動に、わたしは同じような空気を感じるのだ。

「個体間伝播を認めない者は、同じコロナワクチン反対でも許さない」

「レプリコンを接種した者は、エクソソームをまき散らして人を傷つける犯罪者」

「レプリコンワクチンを接種した人たちの受診・入店を拒否する」

レプリコン反対運動が盛り上がるにつれて、そんな投稿がXに飛び交うようになった。ワクチン推進側と変わらない全体主義の「匂い」。そこが、一番嫌だったのだ。

ベストセラー『私たちは売りたくない！』

そうしたレプリコン騒動の最中、一冊の本が出版された。Meiji Seikaファルマの現役社員グループ「チームK」が書いたとされる『私たちは売りたくない！〝危ないワクチン〟販売を命じられた製薬会社現役社員の慟哭』（方丈社）だ。

まさに、レプリコンワクチンを販売している社員たちが「売りたくない」と訴えたという本だけに大きな話題となり、2024年9月18日の発行から12月までに16万部の大ベストセラーとなった。

Xでも、「あのレプリコンを販売するMeiji Seikaファルマ社員による告発本」として、国民連合を支持する人たちが盛んにこれを取り上げた。

また、Meiji Seikaファルマ本社前での街宣でも、国民連合のサポーターとおぼしき人が、ビルに向かって同書を掲げる姿が見られた。ある意味、同書はレプリコンワクチン反対を訴えるのに、大いに「利用された」と言っていいだろう。

そして、出版から3カ月後の2024年12月19日、Meiji Seikaファルマが「書籍に関する社内調査より判明した事実について」と題したプレスリリースをホームページにアップし、次の4点について調査結果を公表した。

1. 執筆に関わった社員は一人であり、チームKは実在しない
2. 著者はチームKの名前の由来となった元社員（故人）とは面識及び業務上の接点はなかった
3. 著者（同社員）は数年前より新型コロナワクチンに反対する動画等を複数配信していた
4. 著者（同社員）はワクチンに反対する人物と別の共同書籍も出版していた

そして、版元の方丈社に対して「同書籍を正確な記載に訂正する要請をしている」

ことも明かした。

これを受けてXでは、コロナワクチンを擁護する「反・反ワクチン」のインフルエンサーたちが、「この本は嘘つきが書いた捏造本だ」などと非難し、まるで書かれたことのすべてがデタラメであるかのように騒ぎ始めた。

実は、わたしは「チームK」が一人であることを、この本が出る前から知っていた。本人から連絡があり、刷り上がったばかりの本を直接渡されたからだ。

著者が「チームK」を名乗り、複数人であるように偽ったのは、会社から身元を特定されにくくするためだ。会社にこの本を書いたことがバレてしまったら、処分を受けて退職に追い込まれるなど、不利益を被るおそれがある。結果として本はベストセラーとなったが、本が売れずに職を失い、家族との生活にまで大きな影響が及ぶリスクがあった。

なぜ著者は、そこまでして本を書いたのか。その動機となったのは、Meiji Seika ファルマの社員で、健康そのものだった影山晃大《かげやまこうだい》さんが、コロナワクチン2回目接種の3日後に急性心不全で急逝したことだった。入社4年目、26歳という若さだった。

「チームK」という著者グループ名は影山晃大さんの名前「こうだい」から取られており、彼を忘れないという気持ちとともに、このような悲劇を繰り返さないでほしいという願いが込められている。

そして、忘れてはならないのが、影山さんが打ったコロナワクチンが、「ファイザー製」だったということだ。この本を書いた理由について、著者も同書の「おわりに」で、次のように書いている。

私たちが本書を書いたのは、「mRNAタイプのワクチンで同じ会社の仲間の命が失われた。そんな事が起きたというのに、mRNAと同じタイプ、いや、さらに一歩進んだタイプのワクチンを発売して大丈夫なのか?」という心の葛藤があったからです。

コロナワクチンが、政府や厚労省、メディアやそこに出演している〝専門家〟たちの言うように「安心で理想的なワクチン」だったなら、最初から本書が書かれる必要はありませんでした。

しかし、晃大の死をきっかけに、調べれば調べるほど、接種後に亡くなった悲しい事例を知ることになります。被害者は、全国のあらゆる年代層・性別に分布していて、健康被害救済制度の認定数も、インフルエンザワクチンによる認定数の100倍以上に上っていることがわかりました。しかし、自分たちの周囲だけで考えても、その実数は本当に氷山の一角にすぎないだろうことや、救済制度が用意されているといっても、その存在そのものがほとんど知られていないことも確かです。


同書をきちんと読めばわかるが、著者はページの多くを従来のmRNAワクチン接種後に起こった健康被害、すなわちファイザーとモデルナのコロナワクチンによって引き起こされた薬害についての記述に割いている。

そして、著者の主張は、厚労省やその審議結果報告書などで示された公の統計や、すでに報道されている内容、製薬企業が公表している治験等の結果、新型コロナワクチン後遺症患者の会のアンケートなど、信頼度の高い情報が根拠となっている。同書の「はじめに」でもわざわざ記されているように、非公開データや企業の内部情報をリークしたものではなく、「陰謀論とは真逆の『世界中の誰でもアクセスできる、表に出ている公的な情報』」に基づいて書かれている。

つまり、決して「告発本」ではないということだ。

レプリコンワクチンの個体間伝播についても、実はほとんど触れられていない。「ワクチンを打ってない人にも有害事象を与えるシェディングの不安について」という2ページの項目で書かれているだけだ。そこには次のように書いてある。

シェディングが実在するのかどうかは不明ですが、シェディング被害を無視するわけにもいきません。一方、シェディングを強調しすぎることは、「ワクチン接種者」や「レプリコン接種者」への過度な差別や誹謗中傷を招く要素もはらんでいます。

現時点で言えることは、「もしシェディング問題が存在するならば、レプリコンワクチンは、その仕組みから、既存のｍＲＮＡワクチン以上にリスクがある。だが、実際のところはまだ不明である」ということです。

このシェディングという非常に難しい問題が「懸念材料であることは間違いない」ので、これも、「我々がレプリコンを売りたくない理由」の一つなのです。

いかがだろうか。非常に常識的な意見であり、わたしも同じ考えだ。では、なぜ、著者はレプリコンワクチンを売りたくないと考えているのか。その第一の理由は、国が「既存のコロナワクチン（ファイザーのコミナティ）と比べて、〝安全性が同等〟」として、コスタイベを承認した事実があるからだ。

ファイザー製と「安全性が同等」

第二章にも書いたとおり、コスタイベの治験は日本国内でも行われている（ＡＲＣＴ－１５４）。すでにコロナワクチンを３回打った８２８人を対象に、ファイザーのコミナティ接種群とコスタイベ接種群に分けて、その結果を比較する内容だ。

その結果、スパイクタンパク質に対する抗体価はコスタイベのほうがコミナティより高く、しかも長期間にわたって維持されるというデータが得られた。これが、従来のmRNAワクチンよりレプリコンワクチンのほうが有利という根拠にされているわけだ。

ただ、一方で安全性には懸念事項があった。コスタイベの主な副反応の出現頻度が、コミナティを上回っていたのだ。具体的には、「発熱」が20・0%対18・6%、「悪寒」が30・0%対25・2%、「頭痛」が39・3%対30・6%、「倦怠感」が44・8%対43・1%だった（数字はすべて「コスタイベ対コミナティ」）。

つまり、Meiji Seikaファルマのコスタイベは、多くの健康被害が報告されているファイザーのコミナティと「同等以上の重篤な副反応、接種後死亡のリスクを内包していると捉えるべき」（同書）なのだ。

そのコスタイベを、コミナティと「安全性が同等」として国が承認した。「コスタイベは、仲間の命が失われたコミナティと同等のリスクがある製品」と言われているようなものであり、「私たちが勧めたワクチンで、もし同じような事態が生じてしまったら……という思いが、頭をどうしてもよぎってしまう」（同書）。

それが、著者が「私たちは売りたくない！」と訴えている最大の理由なのだ。実際、すでにコスタイベ接種後に重篤な副反応が報告されている。

２０２４年12月、Meiji Seikaファルマが、コスタイベの市販直後調査（２０２４年９月30日～25年３月）の第２回中間報告を公表した。それによると96例１６０件の副反応報告が収集され、うち２例の重篤症例があった。

いずれも「心臓障害（高拍出性心不全）」と報告されている。従来のｍＲＮＡワクチンで心筋炎、心膜炎をはじめとする心臓障害の報告が多かったことを考えると、無視できない副反応だと言えるだろう。

個体間伝播があるかどうかは別としても、コスタイベも決して「安全」「安心」とは、まだ言えないのだ。

ただ、著者はこの本を出すことで、自分の勤める会社の不正を告発し、攻撃したかったわけではない。

Meiji Seikaファルマは「感染症の明治」と呼ばれるほど、患者を救うために必須の抗生剤を製造し、販売してきた。しかし、危険性を承知しながらレプリコンワクチンを販売することで薬害を引き起こしてしまったら、その誇るべき長い歴史に泥を塗ってしまいかねない。「薬害で訴えられるようなことにならないでほしい」「自分たち社員が誇りを持って働ける会社であってほしい」。それが、同書の著者のメッセージなのだ。

そのことを、レプリコン反対運動に参加してきた人たちはどれくらい理解して、この本をMeiji Seikaファルマに対して突きつけてきたのだろうか。

「明治製菓のお菓子もヨーグルトも買わない」「同社の株価が下落した」と言って喜んでいるような人たちが、それをわかっていたとは、わたしには思えない。

「接種者」と「非接種者」の分断を許してはいけない

それに、ファイザーやモデルナのワクチンを打って健康被害に遭った人たちも、レプリコン騒動に強い違和感を抱いてきたことを知っているだろうか。

2024年11月17日、わたしが発起人を務める「ワクチン問題を考える市民の会」

の主催で、「【ワクチン薬害】をどう伝えていくか～『レプリコン騒ぎ』を超えて緊急シンポジウム in 横浜」と題したシンポジウムを開催した。

そのシンポジウムのパネルディスカッションに登壇していただいたコロナワクチンの被害者たちが、レプリコンワクチンの反対運動に触れて、口々にこう話したのだ。

「レプリコン騒ぎの熱狂の一方で、被害者であるわたしたちは、置き去りにされていると感じてきました」

なかには被害者や支援者たちがコロナワクチンの被害を訴えるビラ配りをしている最中に、その手伝いをすると言いながら被害者の元にやってきて、わざわざこんなことを言った反レプリコンの人もいたという。

「接種は強制ではなかった。拒もうと思えば拒めたはずだ。被害を受けたのは、ワクチンを打ったあなたが悪い。それなのに、なぜわたしたちが払った税金で、被害者を救済しなければならないのか」

なぜこんなにも冷たい言葉を、コロナワクチンの被害者にぶつけることができるのか。わたしにはその心情がまったく理解できない。

コロナワクチンによる健康被害を受けたなかには、国がワクチンに関するデメリットも含めた正確な情報を伝えなかったために「リスクがあるとは知らなかった」という人や、「打ちたくなかったけれど、仕事を続けるために打たざるを得なかった」という人も多いのだ。

そのような、人それぞれの事情があることがなぜわからないのだろうか。そもそも、傷ついて辛い思いをしている人に、塩を塗り込むようなことを言う必要が、どこにあるのか。

レプリコンワクチンの個体間伝播でワクチンハザードが起きれば、「せっかく非接種を貫いたわたしたちまで、ワクチンの被害を受ける」。そのような危機感からレプリコン反対運動に参加した人もいたのだろう。だが、「自分や家族さえ被害を受けなければ、それでいい」わけではないはずだ。

未知の感染症によるパンデミックが再び起こったら、政府がワクチンを接種させるために、今度こそ完全な言論統制でリスクが隠され、法的強制力を持って打たされるかもしれない。

そうなれば、誰もがワクチンによる健康被害を受けるかもしれないのだ。そのときに、「被害を受けたのは、リスクを考えずに抵抗もしなかったあなたが悪いのだ」と言われたら、どんな気持ちになるだろう。

わたしは自分の祖国である日本が、理不尽な被害を受けて苦しんでいる人たちを見捨てるような、そんな冷たい国であってほしくない。だからこそ、コロナワクチンの被害者を置き去りにするようなワクチン反対運動に賛同できないのだ。

コロナワクチンに反対する運動は、薬害の被害者が中心になるべきだ。歴史上類を見ないほど甚大な薬害が起きていることを、まだまだ知らない人が多い。

そのことをあまねく国民に知らせて、被害救済の運動に理解と共感を広げていくことが大切だ。「事実」こそが、多くの人の心を打ち、社会を変えていく。わたしはそう信じている。

レプリコン騒動の総括と反省を通じて、コロナワクチンに反対する人たちが、「被害の実態を伝える」という原点に立ち戻ることを望みたい。

鳥集 徹（とりだまり・とおる）
1966年、兵庫県生まれ。同志社大学文学部社会学科新聞学専攻卒。同大学院文学研究科修士課程修了。会社員・出版社勤務等を経て、2004年から医療問題を中心にジャーナリストとして活動。タミフル寄附金問題やインプラント使い回し疑惑等でスクープを発表。『週刊文春』『女性セブン』等に記事を寄稿してきた。15年に著書『新薬の罠 子宮頸がん、認知症…10兆円の闇』（文藝春秋）で、第4回日本医学ジャーナリスト協会賞大賞を受賞。他の著書に『医学部』（文春新書）、『東大医学部』（和田秀樹氏と共著、ブックマン社）、『薬害「コロナワクチン後遺症」』（ブックマン社）、『新型コロナワクチン 誰も言えなかった「真実」』（宝島社新書）、『医師が証言 コロナワクチン「薬害」の実態』（宝島社）などがある。

宝島社新書

レプリコン騒動 誰も書けない真実
「反ワクチン」運動の功罪
（れぷりこんそうどう　だれもかけないしんじつ
「はんわくちん」うんどうのこうざい）

2025年2月11日　第1刷発行

著　者　鳥集 徹
発行人　関川 誠
発行所　株式会社 宝島社
〒102-8388 東京都千代田区一番町25番地
電話：営業　03(3234)4621
　　　編集　03(3239)0927
https://tkj.jp
印刷・製本：中央精版印刷株式会社

ISBN 978-4-299-06447-9